围术期经食管超声心动图监测学

Perioperative Monitoring by Transesophageal Echocardiography

主　编　于　晖　傅　强　王　晟
副主编　王　锷　曾　俊　葛亚力

基金项目：北京医院学术著作出版基金（BJ-2019-071）；北京市东城区优秀人才培养资助项目（BJ-2019-012）；北京医院临床研究 121 工程资助项目（BJ-2018-205）；国家重点研发计划（2020YFC2008106）

科学出版社

北　京

内 容 简 介

本书紧贴临床工作需要,将围术期经食管超声心动图监测(TEE)技术从心脏手术的应用进行扩展,着重于最基础的理论和诊断评估点,之后由点带面,将其扩展到非心脏手术以及危重症等领域中,深入浅出地将麻醉医师平时工作中遇到的临床问题在超声可以辅助解决的范围内把问题讲透讲深。本书分为四部分 17 章,包括了此项技术的基础知识、临床应用各个方面,同时配备大量图像。

本书适于各级医院麻醉科医师、麻醉科护士、超声医师及相关科研人员阅读参考。

图书在版编目(CIP)数据

围术期经食管超声心动图监测学 / 于晖,傅强,王晟主编. —北京:科学出版社,2022.1

ISBN 978-7-03-070365-1

Ⅰ.①围… Ⅱ.①于…②傅…③王… Ⅲ.①围手术期-超声心动图 Ⅳ.①R540.4

中国版本图书馆CIP数据核字(2021)第221798号

责任编辑:郭 颖 / 责任校对:郭瑞芝
责任印制:赵 博 / 封面设计:龙 岩

版权所有,违者必究。未经本社许可,数字图书馆不得使用

科学出版社 出版
北京东黄城根北街 16 号
邮政编码:100717
http://www.sciencep.com

三河市春园印刷有限公司印刷
科学出版社发行 各地新华书店经销

*

2022 年 1 月第 一 版 开本:787×1092 1/16
2022 年 1 月第一次印刷 印张:13
字数:306 000
定价:168.00 元
(如有印装质量问题,我社负责调换)

编著者名单

主　编　于　晖　傅　强　王　晟

副主编　王　锷　曾　俊　葛亚力

编　者

于　晖　北京医院

赵楠楠　北京医院

赵思文　北京医院

张　莹　北京医院

金东元　北京医院

刘　真　北京医院

傅　强　解放军总医院第一医学中心

沈　浩　解放军总医院第一医学中心

曾　俊　四川大学华西医院

葛亚力　南京医科大学附属南京医院

王　晟　广东省人民医院 广东省心血管病研究所

鲁　超　广东省人民医院 广东省心血管病研究所

叶颖娴　广东省人民医院 广东省心血管病研究所

韦锦锋　广东省人民医院 广东省心血管病研究所

薛　瑛　广东省人民医院 广东省心血管病研究所

曹忠明　广东省人民医院 广东省心血管病研究所

王　锷　中南大学湘雅医院

张　帆　中南大学湘雅医院

插　图　杨　京

序

    近40年来经食管超声心动图技术发展迅速，图像质量进一步优化，已经成为围术期心脏结构和功能动态监测的重要工具。除了在心脏手术中帮助围术期医师判断外科手术治疗效果外，也可为严重血流动力学紊乱、肺栓塞等心血管事件进行快速、准确地诊断提供依据，实现对心脏形态和功能的可视化分析。经食管超声心动图技术已经成为欧美发达国家心脏手术专科麻醉培训中必须掌握的技术，我国随着心脏手术和麻醉监测技术的发展，也需要更多麻醉医师、超声医师掌握该技术。

    由于晖、傅强、王晟等在临床一线工作多年的中青年医师撰写的《围术期经食管超声心动图监测学》，共17章，资料翔实、图文并茂、深入浅出、详略有度，可读性和实用性强，尤其适合经食管超声技术初学者快速入门学习。该书的出版有助于经食管超声心动图技术在围术期医学中的推广和应用，有助于青年医师准确、高效地掌握该技术。综上所述，笔者认为该书是适合麻醉医师、研究生、规培生、进修生学习和参考的优秀读物。有感于此，欣然作序。

米卫东

中国医师协会麻醉学医师分会会长

中华医学会麻醉学分会副主任委员

北京医学会麻醉学分会主任委员

解放军总医院第一医学中心麻醉科主任

前　言

　　超声技术已经成为麻醉医师的重要工具，而经食管超声心动图监测更是围术期超声领域中"王冠上的明珠"，可以实时监测心脏的形态和功能变化，让麻醉医师在瞬息万变的围术期掌握第一手信息，保障患者的安全。经食管超声心动图不仅仅是心脏手术中不可或缺的监测手段，在非心脏手术中的应用价值也逐渐得到认可，成为制定急危重症患者麻醉管理决策的重要依据。近些年来，中华医学会麻醉学分会和中国医师协会麻醉学医师分会组织了很多培训，希望工作在临床一线的麻醉医师可以从中受益。参与本书撰写的人员正是在常年的培训中渐渐走到一起，共同致力于推广这项技术。

　　本书撰写团队均为工作在临床一线的麻醉科医师，具有丰富的临床、教学和培训经验，大部分都有在国外留学的经历。团队利用自己的休息时间进行编写，将自己的经验毫无保留地分享给大家，并反复进行校对。团队诚挚希望读者能够体谅书中不足之处，并给予批评指正！

　　最后，感谢我们的住院医师和学生们，你们孜孜不倦的学习热情督促我们每天都要继续学习；感谢我们的亲人，编书这个冗长的任务占据了很多我们和家人一起亲密的时间；最后感谢患者，一直在教育我们，让我们永远在学习的征程上。

　　"行百里者半九十。"希望我们拿起这本书后，一直学下去，实践下去，传承下去！

于　晖　傅　强　王　晟

于北京

目　录

第一部分　TEE 基础知识

第1章　熟悉超声机器

★要点
● 超声机器用电安全。
● 超声机器开关。

第一节　超声机器电源

一、超声机器电源插头最好连接墙壁电源插座

任何医学仪器的临床使用，安全性都是放在第一位的。超声机器消耗的电能比较大，用电安全很重要，优先选择墙壁电源作为超声机器的电源。

二、尽量不要使用多个插座同时在用的接线板

查看接线板的最大功率，为让超声机器正常使用，不建议与多个电器共用一个接线板，以免造成用电超过最大功率。

三、开关

应熟悉超声机器的开关。通常超声机器在电源附近会有一个制动器作用的开关，在需要移动超声机器时要关闭这个开关，因此当连接电源后开启超声机器前，需要再检查一下电源附近的开关是否打开。

当关闭了机器开关后，超声屏幕上会显示"需要等待，不要拔除电源"等相关提示，这时需要等待屏幕关闭后再拔除电源线。

第二节　选择超声探头

一、超声探头的种类和特征

探头种类

1. 线阵探头（图 1-1）　线阵探头也叫作浅表器官超声探头，是高频的线性扫描，频率为 4 ～ 12MHz，因此图像分辨率很高。线阵探头有多种大小的接触面，可以检查浅部小至中等大小的结构，适用于血管、骨骼肌肉、肺脏、软组织等检查（图 1-2）。

线阵探头的视野宽窄就是它的宽度，从探头发出的回声束是平行的。和相控阵

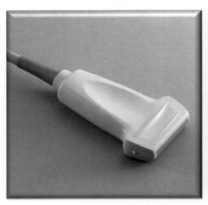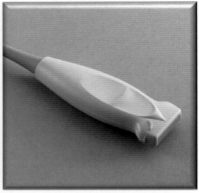

图 1-1　线阵探头

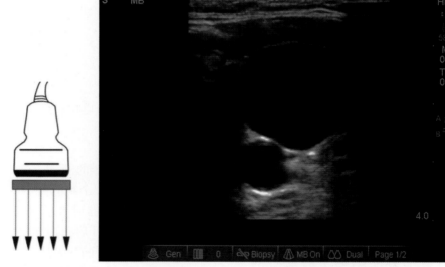

图 1-2　左侧为线阵探头发出的超声波束示意图，右图为线阵探头所示颈内静脉和颈内动脉

探头相比，在近端图像的视野宽，浅表组织的显像比较好，对深部组织的显像比较均一。麻醉领域线阵探头主要用于中心静脉穿刺和神经阻滞。

2.凸阵探头（图 1-3）　凸阵探头的前端表面呈现光滑的曲线样凸起，频率为 2 ～ 5MHz，呈扇形扫描，接触面大，需要大的声窗。主要用于检查部位较深的大结构，多在腹部和妇产科检查时使用。

3.相控阵探头（图 1-4）　相控阵探头

频率 1 ～ 5MHz，呈现的图像是扇形，接触面小，需要较小的声窗，在浅表视野很窄，到深部视野逐渐扩宽。经胸心脏超声探头利用浅表处视野窄、深部视野宽的优势，可以用于心脏、肺脏和腹部检查。经食管超声心动图（transesophageal echocardiography，TEE）探头在后面章节详述。

◆注意：探头前端发出超声波束并接受反射回来的信号。使用结束后，要及时

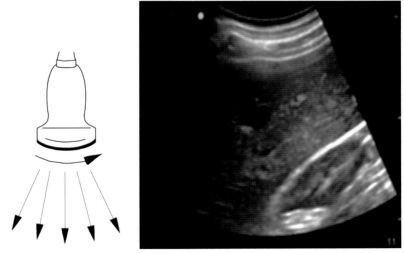

图 1-3　左图为凸阵探头发出的超声波束示意图，右图为凸阵探头显像腹部组织

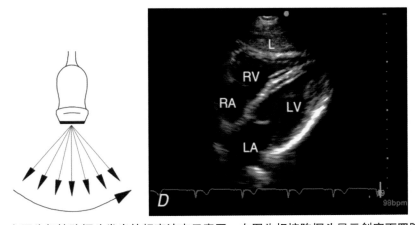

图 1-4　左图为相控阵探头发出的超声波束示意图，右图为相控阵探头显示剑突下四腔心图像

清洁并妥善放置好探头，防止探头意外摔落。

二、撤除探头

最安全的撤除探头的方法是关掉电源之后再撤除探头。探头正在使用的过程中被撤除，那么产生的电流对机器本身和探头都会造成损伤，如果需要在使用过程中撤除探头时，要先按超声机器操作平面上的"Freeze"键，然后再撤除探头。

三、切换探头

麻醉医师使用超声机器时，有时候需要切换探头。比如在麻醉诱导后进行中心静脉穿刺置管时，首先使用线阵探头确认血管情况后，再进行血管穿刺。之后如果需要经食管超声心动图监测时，就要更换为 TEE 的探头。超声机器的型号不同，其探头切换的方式不同。如果需要撤除一个探头才能使用另一个探头时，请按住键盘的"Freeze"键再操作。

第三节　操 作 探 头

★要点

使用超声机器前要确认超声机器的种类和操作方法。

一、经食管超声心动图探头

图 1-5 为 TEE 探头的各个组成部分，图 1-6 为 TEE 手柄处控制钮详解。

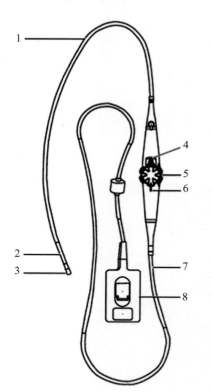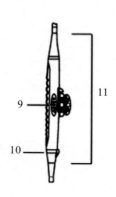

图 1-5　TEE 探头的各个组成部分

1. 软内镜轴；2. 接合部位；3. 含扫描头的超声换能器前端；4. 调弯制动器；5. 调弯控制轮（大转盘和小转盘）；6. 正中位置标记；7. 换能器电缆；8. 换能器连接器；9. 扫描平面控制按钮；10. 连接环；11. 手柄

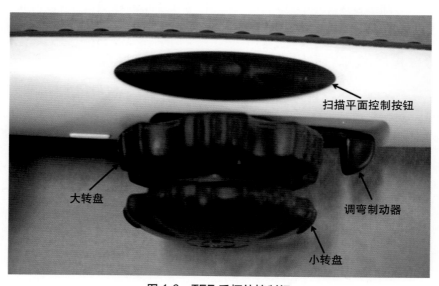

图 1-6　TEE 手柄处控制钮

二、经食管超声心动图探头的操作

经食管超声心动图探头有 8 种移动方式,分别是:前进或深入、后撤或后退、前屈、后倾、向左旋转、向右旋转、向左弯曲、向右弯曲（图 1-7）。

首先单人操作时,一般操作者左手握手柄,右手持软内镜轴。操作探头之前,探头手柄上的大转盘应在解锁状态并处于正中位,即调弯制动器要在中位。如果调弯制动器处于锁死的状态,那么在放置探头的过程中,可能会造成探头或者被检查者组织损伤。探头可以深入或者后撤,也可通过手动旋转探头手柄来控制超声声束的方向,使旋转探头朝向患者的左侧（逆时针转动）或患者的右侧（顺时针转动）。顺时针旋转手柄处的大转盘可使探头前屈（使探头前端向前屈曲）,而逆时针旋转大转盘可使探头后倾（探头前端向后伸展）。手柄上的小转盘可使探头前端向右或是向左呈扇形移动。若使用多平面检查,探头晶片旋转的角度可以从 0°（水平）到 90°（垂直）再到 180°（0° 水平切面的镜面成像）,即顺回转,而探头前端却保持在固定的位置（图 1-8）。

可以使用右手来理解探头电子多平面的旋转。将右手的手掌向下,置于胸前。拇指和示指展开呈扇形,其余三指缩回。扇形的顶点就是探头前端。如果把手指尖靠向自己胸前,就呈现出心脏超声显示屏上的画面（图 1-9）。

如果手掌和地面平行,就是 0°。手掌向外旋转和地面垂直,就是 90°。如果继续旋转,掌心朝向天花板,就是 180°（图 1-10）。

◆注意:刚开始使用 TEE 时,需要一段时间才能熟练操作插入探头,而且要注意探头拔出后口咽部是否有损伤以及胃内容物的颜色（图 1-11）。

可以在喉镜辅助下置入探头,尤其在可视喉镜辅助下操作效果更好。

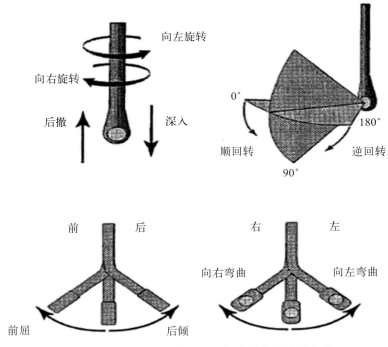

图 1-7　经食管超声心动图探头的 8 种移动方式

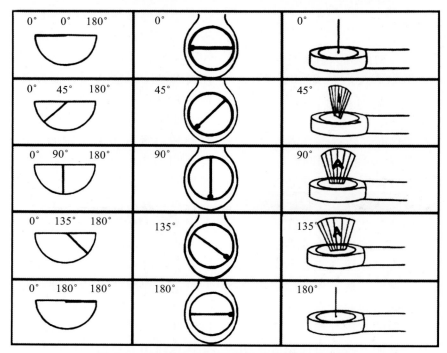

图 1-8　TEE 探头所发出的多平面声束角度详解

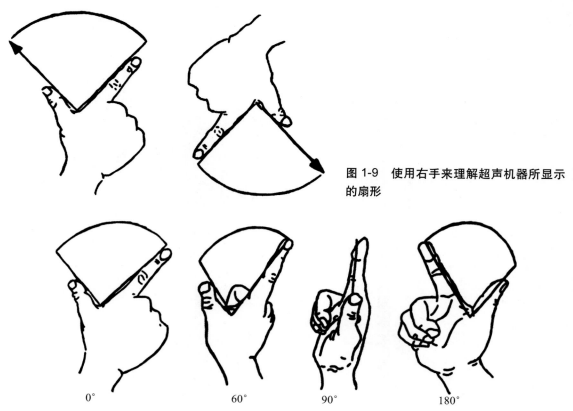

图 1-9　使用右手来理解超声机器所显示的扇形

图 1-10　使用右手来理解 TEE 多平面角度的变化

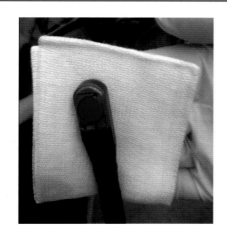

图 1-11　TEE 检查后应仔细检查探头，可用干净纱布擦拭探头以便发现问题

第四节　置入 TEE 探头

★要点
- 首先吸引胃内容物。
- 探头前端扫描头一面朝向患者的脚的方向，置入口腔。
- 禁止使用蛮力。

一、置入 TEE 探头之前要做的准备

1. 气管导管安全置入。
2. 麻醉深度足以置入 TEE 探头。
3. 吸引胃内容物。
4. 准备护口器。
5. 探头消毒，检查有无损伤。
6. 探头手柄上的大转盘处于正中位以避免损伤。
7. 探头手柄上的大转盘应在解锁状态。

◆注意

1. 护口器是用来保护探头的，但是在放置时有可能会损伤牙齿。

2. 探头上有破损时会漏电，对患者造成危害，美国超声心动图学会建议定期进行漏电测试。

3. 在置入 TEE 探头前，务必明确大转盘没有锁住。一旦锁住 TEE 探头前端，在放置过程中就可能造成食管或者胃的损伤，因此插入之前，务必要解锁，在置入过程中才能灵活操作探头。

4. 因为胃内可能会潴留气体造成超声信号的衰减，因此尽量在置入探头前吸出胃内容物。

5. 使用探头套时，先在探头上涂上凝胶，让探头和探头套之间没有空气。如果有空气，会造成超声信号的衰减，从而影响图像。

6. 探头消毒的方法

（1）在药液浸泡前要彻底清除探头上的残留物，用水充分洗净。建议用中性清洁剂或者去蛋白液清洗。

（2）最短时间浸泡在药液中。浸泡在戊二醛内 5min 就有杀菌作用，建议浸泡 5 ～ 10min。

（3）彻底洗净浸泡液。为了防止在探头上残留浸泡液，要将探头在清水中彻底洗净之后在水里充分浸泡（建议 1h）。如果连续使用同一个探头时，可以使用专业的清洗机器。

◆注意：请彻底清除探头上的消毒剂。

探头上残存的消毒剂经过一段时间和氨基酸互相作用，会让组织颜色变暗。如果清除不彻底，会导致舌头、咽部、食管黏膜等损伤。

二、置入 TEE 探头的过程

按照下列顺序置入探头

1. 探头上充分涂抹润滑剂。

2. 操作者使用常用一侧的手握住探头前端 15cm 处。如果是一个人操作，手柄部分可以放在自己的肩头。

3. 盲插时，将患者下颌抬起，为探头进入口腔提供足够的空间。

4. 探头的前端扫描头一面朝向患者的脚部，向下咽部正中插入探头。

5. 如果患者没有抵抗，就用最小的力量将探头置入。

6. 进入食管后，握下颌的手换为持手柄，一边观察显示屏，一边推进探头。

◆注意：

1. 为什么要将探头扫描头一面面向患者脚部插入探头呢？因为探头前端比较容易向前后屈，如果将这一面朝向操作者左右进入口腔后，探头很容易陷在左右边的梨状隐窝里。

而且，这样的方向插入探头，进入食管后扫描头朝向患者腹部，可以立刻观察到跳动的心脏。

2. 置入探头时，要同时观察患者的呼吸和循环。特别是小儿患者，气管插管容易移位，造成单肺通气、气管插管脱管等危险。而且，探头压迫气道、压迫肺静脉和大血管也有可能会造成循环恶化。

3. 如果操作过程中有阻力，就不要强行推进探头。如果插入探头困难，可以使用普通喉镜或者可视喉镜，在直视下插入探头。图 1-12 为 Glide Scope 可视喉镜引导下置入 TEE 探头。

4. 经鼻插胃管时最容易损伤的部位是梨状隐窝，其次为劈裂软骨（杓状软骨及其表面所覆盖的软组织）和气管。这个操作和盲插 TEE 探头比较相似。后面提到的 TEE 并发症中，在食管穿孔的损伤中梨状隐窝损伤最常见。颈部前屈时，呈现的局部解剖如图 1-13。

三、置入 TEE 探头的禁忌证和并发症

1. 置入 TEE 探头的禁忌证

绝对禁忌证：食管切除术后、食管闭塞、

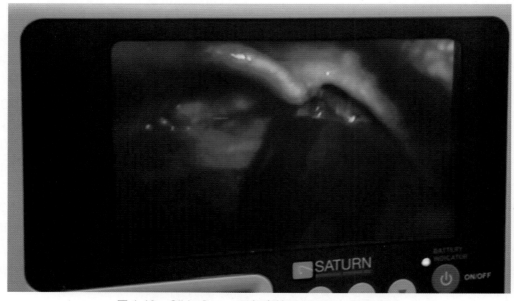

图 1-12 Glide Scope 可视喉镜引导下置入 TEE 探头

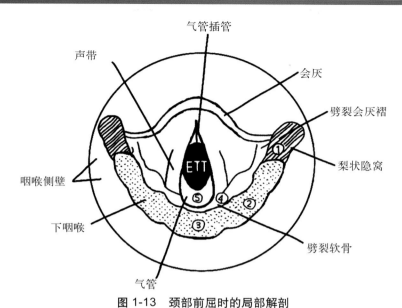

图 1-13 颈部前屈时的局部解剖
①梨状隐窝；②下咽喉；③环喉；④劈裂软骨；⑤气管

食管穿孔、食管出血。

相对禁忌证：食管憩室、食管瘘、食管静脉曲张、食管手术后、胃手术后、纵隔放射线治疗后、恶性肿瘤、原因不明的吞咽困难、凝血功能明显异常（INR > 2.5）、预计置入 TEE 探头时会发生患者状态恶化。

2. 置入 TEE 探头的并发症 据报道以下并发症发生频率较低：

口咽部损伤（0.1% ～ 0.3%）；

吞咽困难（0.1%）；

牙齿损伤（0.03%）；

一过性声嘶（0.1% ～ 12%）；

食管穿孔（0.01% ～ 0.03%）；

上消化道出血（0.03%）；

气管插管移位（0.03%）。

◆注意：其他的并发症包括

1. 脾脏损伤 有个案报道，在经胃的操作中间接牵拉脾胃韧带造成包裹胃短动脉的脾脏损伤。

2. 感染性心内膜炎 有相关报道，术中使用 TEE 时也使用抗生素，以保证检查的安全性。

3. 探头的温度或持续性压迫造成的黏膜损伤 动物实验并没有证明 TEE 探头造成黏膜损伤，但是可疑存在因为压迫造成组织的缺血或者坏死的可能性。

（于　晖　赵楠楠　张　莹）

主要参考文献

1. Mathew JP, Glas K, Troianos CA, et al. American Society of Echocardiography/Society of Cardiovascular Anesthesiologists recommendations and guidelines for continuous quality improvement in perioperative echocardiography. J Am Soc Echocardiogr, 2006, 19:1303-1313.

2. Practice Guidelines for Perioperative Transesophageal Echocardiography. An updated report by American Society of Anesthesiologists and Society of Cardiovascular Anesthesiologists Task Force on Transesophageal Echocardiography. Anesthesiology, 2010, 112(5):1084-1096.

3. Nelson D, Jarvis R, Rutala W, et al. Multisociety Guideline for Reprocessing Flexible Gastrointestinal Endoscopes. Infection Control and Hospital Epidemiology, 2003, 7:535-535.

4. Alvarado C, Reicheldefer M. APIC Guideline for Infection Prevention and Control in Flexible Endoscopy. Am J Infect Control, 2000, 28:138-155.

5. Stevenson JG. Incidence of complications in pediatric transesophageal echocardiography:experience in 1650 cases. J Am Soc Echocardiogr, 1999, 12:527-532.

6. Miller RD, Eriksson LI, Fleisher L, et al. Miller's Anesthesia. 7th ed. Philadelphia, PA:Churchill Livingstone, 2009.

7. Chow MS, Taylor MA, Hanson Ⅲ CW. Splenic laceration associated with transesophageal echocardiography. J Cardiothorac Vasc Anesth, 1998, 12:314-316.

8. Gould FK, Elliott TS, Foweraker J, et al. Guidelines for the prevention of endocarditis: report of the Working Party of the British Society for Antimicrobial Chemotherapy. J Antimicrob Chemother, 2006, 57:1035-1042.

第2章 理解 TEE 图像的方位

第一节 TEE 切面图像中左右与黑白的意义

★要点

● 切面图像的左边是右心房、右心室，切面图像的右边是左心房和左心室。

● 切面图像白色的部分是内部组织结构，黑色的部分是血液、胸腔积液等。

● 切面图像的黑白可以通过改变增益来调节。

一、理解切面图像的黑白

通过反射的超声波强弱将内部组织结构以黑白色的图像来呈现，超声反射越强切面图像上显像越白，反之切面图像显像越黑。

对于初学者，需要掌握表 2-1，以理解白色显像物和黑色显像物的意义。

TEE 切面图像中黑白显像物体简单用

表格总结如下：

表 2-1　TEE 切面图像中黑白显像意义

白色显像物	黑色显像物
以心脏为主的各组织结构	血液
人工瓣膜	心包积液
血栓	胸腔积液
气泡	
钙化的瓣膜等	
导管	

增益（Gain）

超声机器本身可以通过改变增益来调整反射波的增幅。增益太低切面图像会变黑（图 2-1），增益太强切面图像会反过来变得很白（图 2-2）。同样的组织结构图像

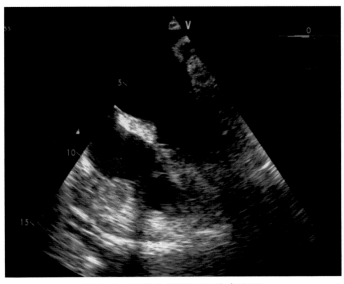

图 2-1　增益太低切面图像会变黑

11

在不同的增益下颜色也会不同。

由于个体差异，即使是同一组织结构，不同人的图像颜色也不尽相同。特别是心肌梗死后的瘢痕组织或钙化的瓣膜等图像会显像更白（图 2-3 和图 2-4）。

液体是黑色的。血液、胸腔积液在超声上显像为黑色的液性暗区（图 2-5 和图 2-6）。

TEE 最初是在心脏手术中使用的。在心脏麻醉过程中，TEE 在评估心功能和瓣膜成形后反流情况等方面起着不可或缺的作用。近年来 TEE 也被用于非心脏手术和 ICU 患者血流动力学不稳定的病因诊断，心脏压塞、胸腔积液等均是可能的病因。

理解切面图像的左右　TEE 观察的"视

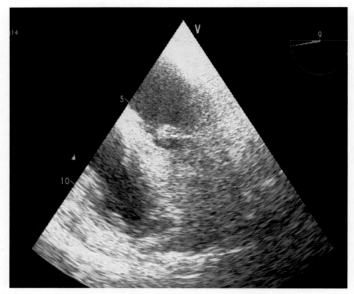

图 2-2　增益太强切面图像变得很白

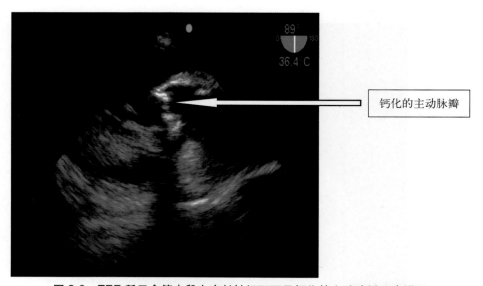

钙化的主动脉瓣

图 2-3　TEE 所示食管中段左室长轴切面可见钙化的主动脉瓣回声增强

线"是从上向下，TEE 呈现的切面图像和从上方向下所见的断层切面是相同的。注意探头位置和方向（图2-7）。

初学者需要记住：切面图像中的左是心脏的右侧。

首先来理解切面图像的左侧是右心房、右心室，切面图像的右侧是左心房、左心室。

以食管中段四腔心切面为例。探头沿着被检查者的口腔进入到食管，在左心房后方，电子平面角度 0°～10°（图2-8和图2-9）。

而最后出现在超声机器上的 TEE 切面图见图2-10～图2-14。在 TEE 切面的扇形图中，顶点意味着距离探头的位置最近。

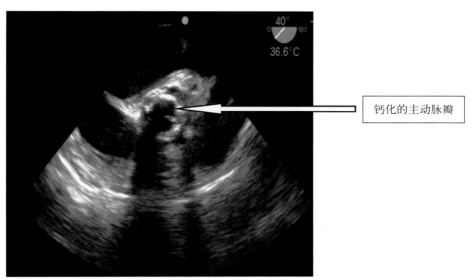

钙化的主动脉瓣

图 2-4　TEE 所示食管中段主动脉瓣短轴切面可见钙化的主动脉瓣回声增强

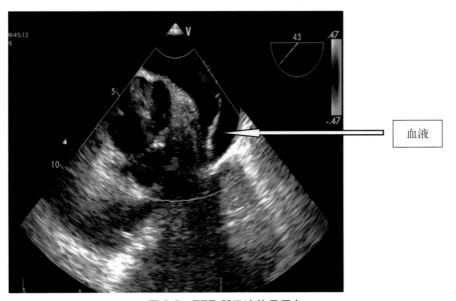

血液

图 2-5　TEE 所示液体是黑色

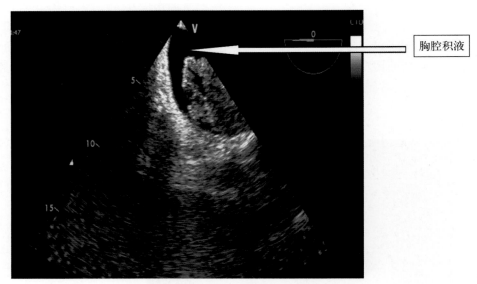

胸腔积液

图 2-6　TEE 所示胸腔积液

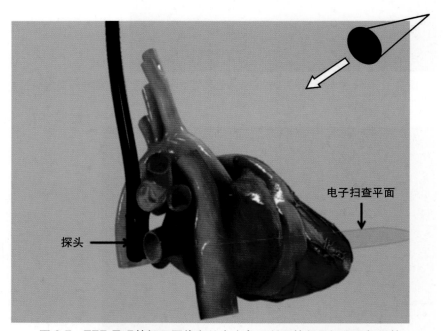

电子扫查平面

探头

图 2-7　TEE 呈现的切面图像和从上方向下所见的断层切面是相同的

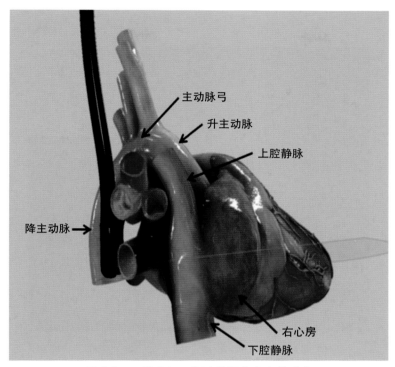

图 2-8　四腔心切面探头位置在左房的后方

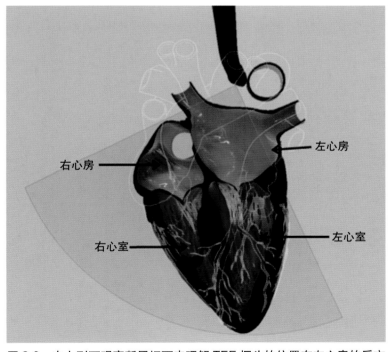

图 2-9　由上到下观察断层切面来理解 TEE 探头的位置在左心房的后方

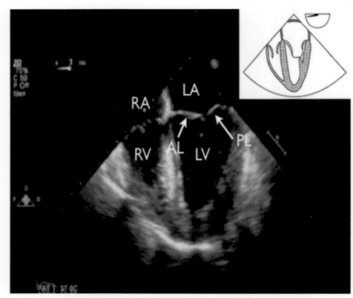

图 2-10　最后成像的 TEE 四腔心切面

当探头的电子平面旋转 90° 后，切面图像的右侧变为患者的头侧，切面图像的左侧变为患者的脚部

RA. 右心房；RV. 右心室；LA. 左心房；LV. 左心室

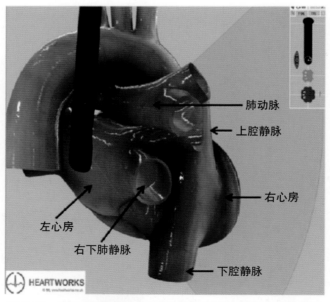

图 2-11　当 TEE 探头的电子平面旋转 90° 后在左心房后方

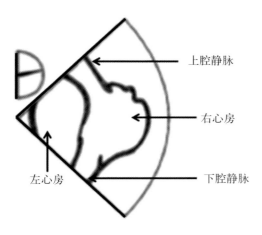

图 2-12　探头的电子平面旋转 90° 后，切面图像的右侧上腔静脉位于患者的头侧，切面图像的左侧下腔静脉指向患者的脚部

◆注意：此时探头的位置始终没有改变，仍在左心房的后面，因此 TEE 图像中离探头最近的解剖结构仍是左心房。

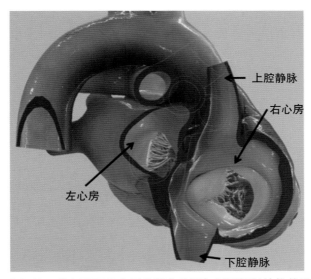

图 2-13　从上至下观察探头所在位置与周围解剖结构关系

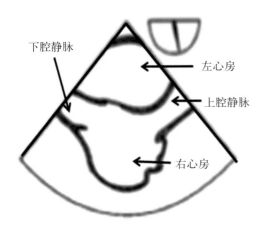

图 2-14　TEE 双房上下腔静脉切面

第二节 边推进探头，边学习切面

★要点

● 置入探头后继续推进，看到主动脉瓣图像，之后是四腔心图像，找到左心室。

● 从上述切面调整电子平面角度，呈现出各种切面图像。

● 患者之间存在着个体差异，心脏的大小、形状以及角度等也各有不同，调整平面图像需要对探头进行精细的操作。

一、食管的位置关系

初学者需要了解食管的走行。首先来确定食管与周围结构的位置关系，食管大致走行于身体的正中线，在气管的后面，探头推进至气管分叉附近时很难得到清晰的图像（图 2-15）。

最初大家通过教科书或者培训班来学习 TEE，但实际操作中因患者的个体差异可能无法获得像学习中那样经典清晰的图像，这是很常见的。

二、食管深度和组织结构

食管有三处狭窄，第一处在颈段食管环状软骨附近，第二处在胸段食管主动脉和气管分叉部，第三处在腹部膈肌下的食管胃连接部。

距离门齿 20cm 左右观察主动脉弓的区域，但因为支气管的阻碍使得观察困难。TEE 可以提供除被气管遮挡的升主动脉远端及主动脉弓近端以外几乎主动脉全长的高质量成像。当心脏手术期间存在 TEE 禁忌证或 TEE 应用受限时，经颈部、经主动脉外膜、经心外膜超声成像可以弥补 TEE 在评估升主动脉、主动脉弓及头臂血管时的不足。若患者因巨大主动脉瘤产生纵隔

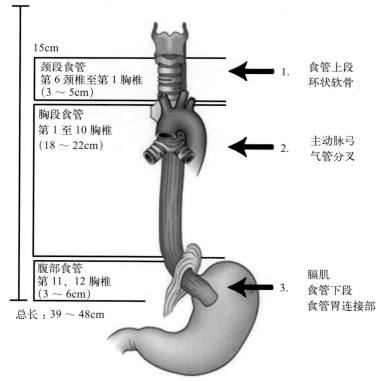

图 2-15 食管和胃与周围结构的位置关系

占位效应时，应谨慎使用 TEE，原因是 TEE 探头置入食管时，可能压迫大血管和主气道，导致急性循环衰竭。

在距离门齿 20 ～ 40cm 这一段，可以观察升主动脉、主动脉瓣、二尖瓣以及室壁运动异常。

◆注意：插入探头时不要用蛮力。

探头插入距门齿 20cm 左右时有阻力，需要注意探头有误入梨状隐窝的可能。此时切忌使用蛮力，应退回后再次尝试送入。

三、探头前进时的图像

来学习一下随着探头前进而显现的图像。

1. 主动脉弓的图像　探头伸入距门齿 20cm 左右可以观察到主动脉弓。在此区域食管前方有气管的干扰，故确认主动脉弓的分支很困难。

初学者最开始看到的组织结构：把探头插入后最先观察到的黑色区域是主动脉弓。在判断主动脉弓血流方向时，可记住靠近探头的方向是血流迎向的方向（图 2-16）。

2. 升主动脉的图像　主动脉弓显现后再推进探头 5cm（距离门齿约 25cm），食管前部的气管分支与食管分开，可以观察到升主动脉和肺动脉。沿着升主动脉血管走行可以观察血管是否有钙化和粥样硬化。另外，探头沿着肺动脉走行比较容易得到右肺动脉的图像，左肺动脉及其分支很难观察到。

初学者判断右肺动脉的方法：右肺动脉包裹着主动脉（图 2-17 和图 2-18）。

3. 主动脉瓣的图像　升主动脉显像之

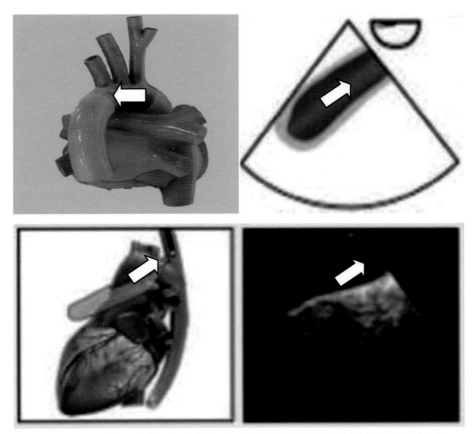

图 2-16　在判断主动脉弓血流方向时，记住靠近探头的方向是血流迎向的方向

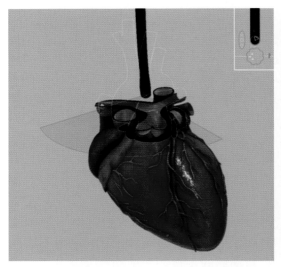

图 2-17　从上而下观察，TEE 探头在右肺动脉的后方发出超声束所成断面

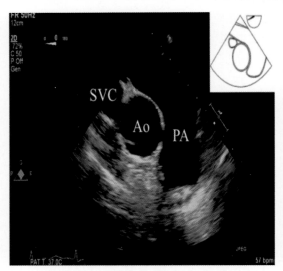

图 2-18　食管中段主动脉短轴切面

Ao. 主动脉 ；SVC. 上腔静脉 ；PA. 肺动脉

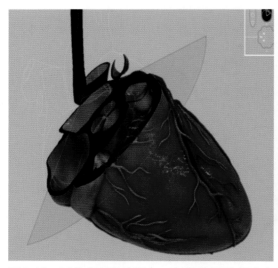

图 2-19　以从上而下的视角，来观察 TEE 探头主动脉瓣短轴切面水平，从左心房后方发出超声束所形成的断面

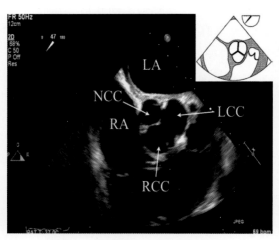

图 2-20　食管中段主动脉瓣短轴切面

LA. 左心房 ；RA. 右心房 ；NCC. 无冠瓣 ；RCC. 右冠瓣 ；LCC. 左冠瓣

冠瓣（NCC）。

后再推进探头 2 ～ 3cm 可以看到主动脉瓣（想要清晰观察主动脉瓣需要旋转探头角度）。

　　初学者观察主动脉瓣的时候，需要记住此时距离探头最近的地方是左心房，切面图像的左侧可以观察右心房。主动脉瓣分为左冠瓣（LCC）、右冠瓣（RCC）和无

　　体会一下探头向下推进所经过的解剖结构，由上至下靠近探头最近的解剖结构分别是主动脉弓、右肺动脉和左心房。左心房接受双侧上下肺静脉的血流（图 2-21）。

　　再次推进探头 2 ～ 3cm（距离门齿约30cm），可以看到食管中段四腔心切面。这个图像是观察所有心腔：右心房、右心室、左心房、左心室的图像。从食管中段四腔

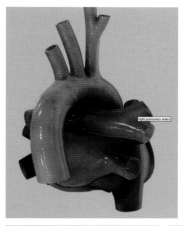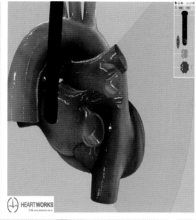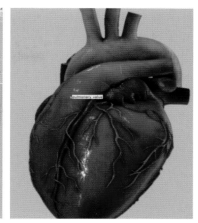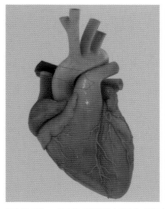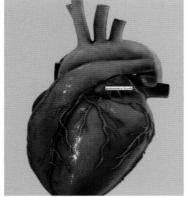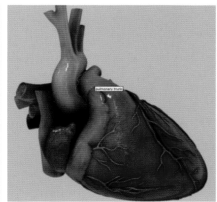

图 2-21　探头推进过程中经过的解剖结构：主动脉弓、右肺动脉和左心房

心切面可以得到很多信息，在这个图像上可以通过观察三尖瓣、二尖瓣的血流判断反流的情况，术中患者若发生血流动力学异常，可以通过此切面观察所有的心腔来探索血流动力学异常的原因（图 2-22 ～图 2-24）。

4. 左心室短轴的图像　TEE 探头距门齿约 40cm 后，探头穿过膈肌进入了胃，声波穿过胃壁可以观察到左心室的短轴像（成圆形片状）。在冠状动脉出现问题时可以在此图像中观察到冠状动脉支配室壁各个节段心肌的运动情况。

从胃里开始观察左心室，左心室短轴图像中二尖瓣呈圆形，也可以观察到乳头肌。为了得到更加清晰的图像，透过胃壁观察左心室需要前屈探头使其紧密贴附于

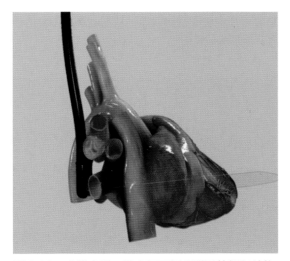

图 2-22　食管中段四腔心切面探头附近的解剖结构

胃壁上，得到的图像会更加清晰。前屈探头是因为心脏是"坐在"膈肌上，而探头

在食管内通过膈肌进入胃，需要贴近膈肌才能更好地观察左心室(图2-25~图2-27)。

5. 经胃深部心尖部的图像　从左室短轴图像开始继续深入探头后可以观察从心尖部到心脏整体。此图像中通过主动脉瓣的血流与超声波的走行大致平行，可以更准确地测量血流动力学相关参数。在人工瓣膜置换后可以用来判断左心室的活动（图2-28 和图2-29）。

经胃深部长轴切面不容易获得，并不是在所有患者的检查中都可以看到。而且，因为超声机器和探头精准度等问题，偶尔会测量不到血流。从心尖看不到经胃深部长轴图像时，可以使用其他切面图像来评价。

通过 5 个重要部位的经典切面图像开始扩展，初学者需要牢牢记住以下 20 个基本切面（图2-30）。

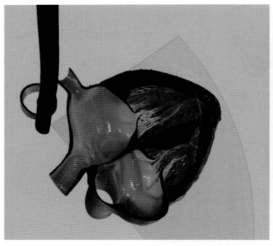

图 2-23　以从上而下的视角，来观察 TEE 探头在食管中段四腔心切面水平，从左心房后方发出超声束所形成的断面

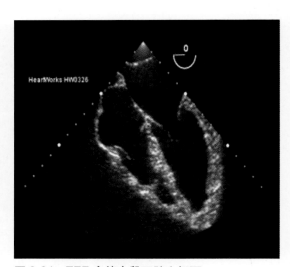

图 2-24　TEE 食管中段四腔心切面

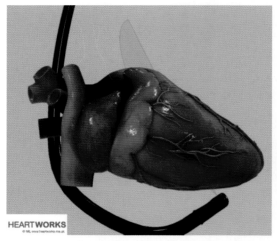

图 2-25　心脏"坐在"膈肌上，探头需要前屈更加贴近膈肌才能更好地观察左心室

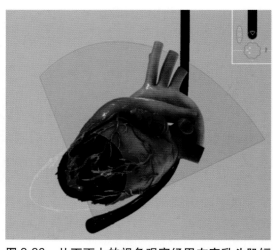

图 2-26　从下而上的视角观察经胃左室乳头肌短轴切面水平，探头发出超声束形成的断面

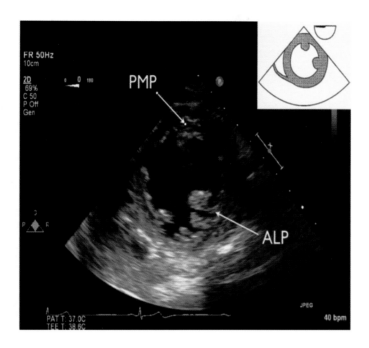

图 2-27　TEE 经胃左室乳头肌短轴切面（ALP. 前外侧乳头肌；PMP. 后内侧乳头肌）

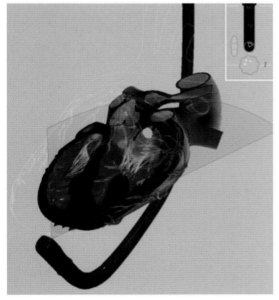

图 2-28　从上而下的视角观察，经胃深部左室长轴切面水平，探头发出超声束形成的断面

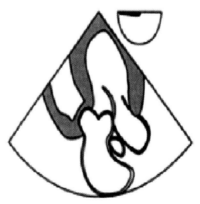

图 2-29　TEE 经胃深部长轴切面

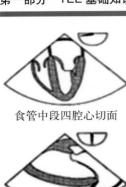
食管中段四腔心切面

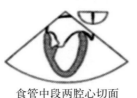
食管中段两腔心切面

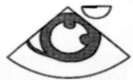
食管中段左室长轴切面

经胃左室中段乳头肌短轴切面

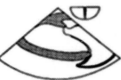
经胃两腔心切面

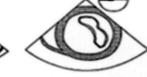
经胃左室基底段短轴切面

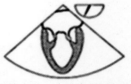
食管中段二尖瓣交界区切面

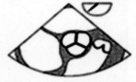
食管中段主动脉瓣短轴切面

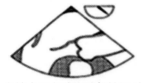
食管中段主动脉瓣长轴切面

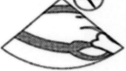
经胃长轴切面

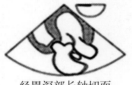
经胃深部长轴切面

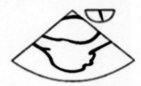
食管中段双房上下腔静脉切面

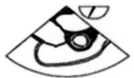
食管中段右室流入流出道切面

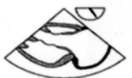
经胃右室流入道切面

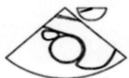
食管中段升主动脉短轴切面

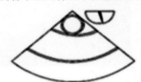
食管中段升主动脉长轴切面

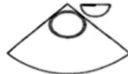
降主动脉短轴切面

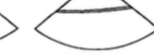
降主动脉长轴切面

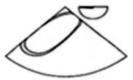
食管上段主动脉弓长轴切面

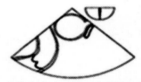
食管上段主动脉弓短轴切面

图 2-30 TEE 20 个基本切面

第三节 探头的前后屈

★要点

● 通过转动旋钮，可以像操作纤支镜一样让探头前后屈。

● 探头前后屈有利于更好地呈现图像。

● 探头前后屈可以躲避障碍物。

一、操作方法

TEE 探头的操作方法和电子胃肠镜、纤支镜的方法类似，需要旋转旋钮。

探头的手柄部分是重要的操作区。根据自己常用侧手握手柄的习惯不同，找到快速记忆让探头前屈和后屈的技巧。

二、目的

沿着食管前进或者后退探头、旋转软内镜轴，可以更加容易获得图像。但是，为了更好地显像，必要的时候需要微调。此时需要前后屈探头，具体操作如图 2-31 和图 2-32。

1. 经胃左室中段乳头肌短轴切面

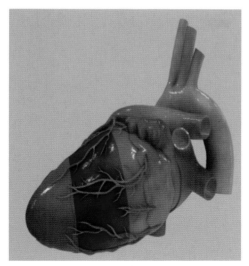

图 2-31　左室中段解剖位置

2. 食管中段（ME，middle esophageal）四腔心切面　必须要谨慎，因为随着患者的病情不同，四腔心的形状也会不同，因此需要将探头后屈。肥胖患者和心功能不全患者，心脏的长轴横卧在膈肌上，因此不需要将探头后屈。相反肺气肿患者、体型瘦的患者，心脏的长轴更接近身体的长轴，需要经 TEE 探头大角度后屈才能得到

理想的四腔心（图 2-33）。

3. 躲避障碍物呈现图像　如果探头前方有障碍物，可能呈现不了图像。以 ME 升主动脉短轴切面为例说明一下。

食管和肺动脉之间有气管分叉和左主支气管。气管内部含气，因此不能通过超声波。为了避开气管，需要将探头前屈，这样才能够呈现肺动脉图像（图 2-34）。

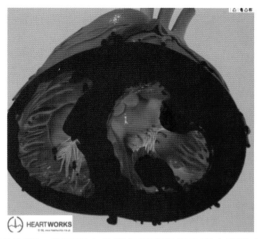

图 2-32　从下而上的视角观察经胃左室中段乳头肌短轴切面水平，左室、室间隔和右室短轴断面

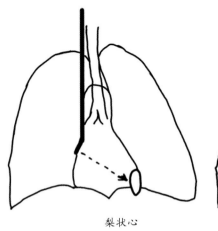

梨状心

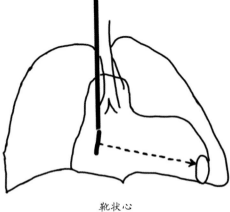

靴状心

图 2-33　梨状心、靴状心示意图

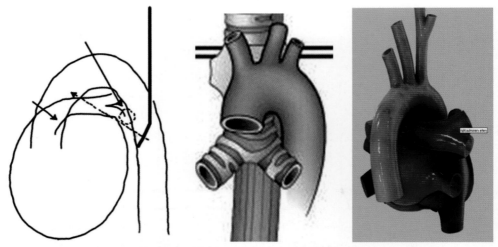

图 2-34　升主动脉短轴切面水平解剖结构

第四节　理解纵向扫查中切面的左右与方向

★要点

● 理解纵向扫查切面的方向。

● 理解具有代表性的纵向扫查切面：ME 两腔心，ME 双房上下腔静脉切面，降主动脉长轴切面。

一、横向扫查切面的方向

横向扫查切面是指多平面的角度在 0° 左右所呈现的切面（虚线与右手拇指带箭头标记的线相对应），见图 2-35 和图 2-36。

二、纵向扫查切面的方向

纵向扫查切面是指多平面的角度在 90° 左右所呈现的切面（虚线与右手拇指带箭头标记的线相对应），见图 2-37。

（一）具有代表性的纵向扫查切面

1. ME 两腔心切面　可以观察到左心房、左心室、二尖瓣。因为可显示左心耳、左室心尖部，因此在鉴别左心耳、心尖部血栓时会使用。可以用于评价左室前壁、下壁的室壁运动情况，见图 2-38 和图 2-39。

2. 食管中段双房上下腔静脉切面　可以观察到左心房、右心房、房间隔、上腔静脉、下腔静脉。用于诊断房间隔缺损、卵圆孔未闭以及房间隔瘤。也用于确认置入右心的导管位置。

TEE 可以显示心脏外解剖结构，图 2-36 的下腔静脉和肝静脉切面为膈下结构，系

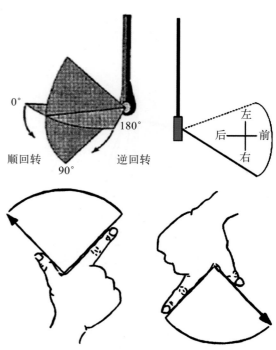

图 2-35　TEE 探头 0° 超声波的方向示意

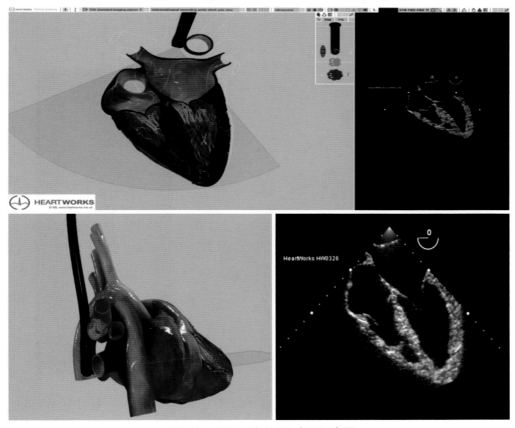

图 2-36　ME 四腔心 0° 水平示意图

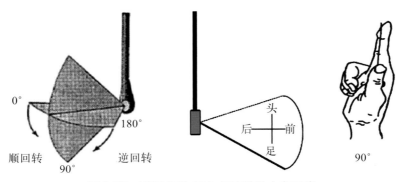

图 2-37　TEE 探头 90° 超声波的方向示意

探头进入胃内，获取经胃切面后从 TG 位置向右旋转探头，在膈肌下看见肝。在 50°～90°，会观察到下腔静脉几乎水平地穿过扇形图像，而邻近的血管为肝静脉。从 ME 双房上下腔静脉切面深入探头并不能得到下腔静脉的长轴切面（图 2-40～图 2-42）。

3. 降主动脉长轴切面　可以观察降主动脉的动脉壁情况，评价大动脉夹层、是否有粥样硬化以及动脉硬化的程度。可以

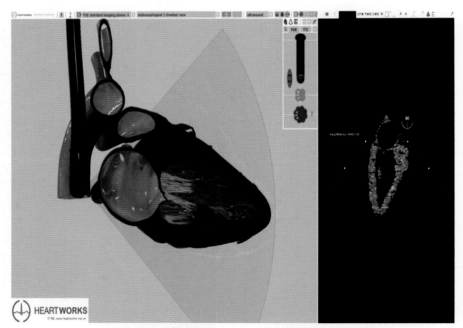

图 2-38 ME 两腔心探头 90° 水平示意图

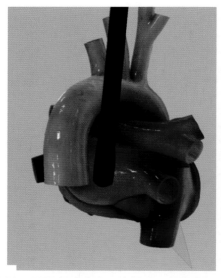

图 2-39 TEE 探头在左心房后方，超声束呈 90°
扫查

使用脉冲多普勒来评价主动脉瓣关闭不全的程度。另外，可以通过之前讲述的切面方向来判断降主动脉内血流方向。TEE 图像的右侧为头侧，左侧为尾侧，血流的方向是由头侧流向尾侧，这与主动脉弓的血流方向识别是一个道理，见图 2-43。

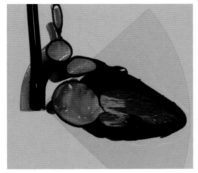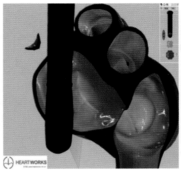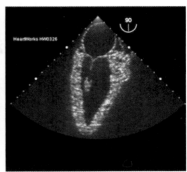

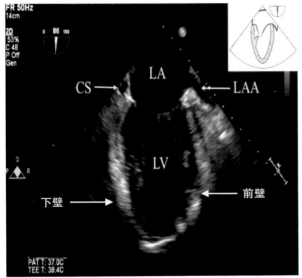

图 2-40　ME 两腔心水平解剖结构和切面
LA. 左心房；LV. 左心室；CS. 冠状静脉窦；
LAA. 左心耳

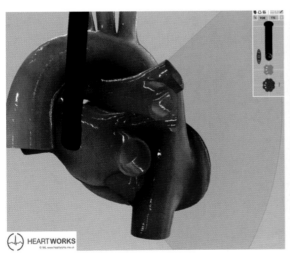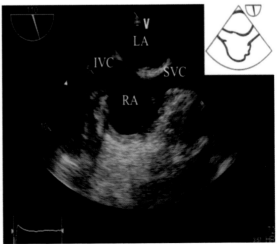

图 2-41　双房上下腔静脉水平解剖结构和切面
LA. 左心房；RA. 右心房；SVC. 上腔静脉；IVC. 下腔静脉

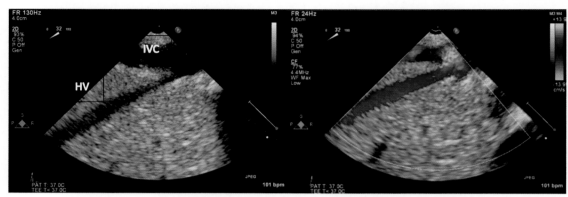

图 2-42　TEE 显示下腔静脉和肝静脉

IVC. 下腔静脉 ；HV. 肝静脉

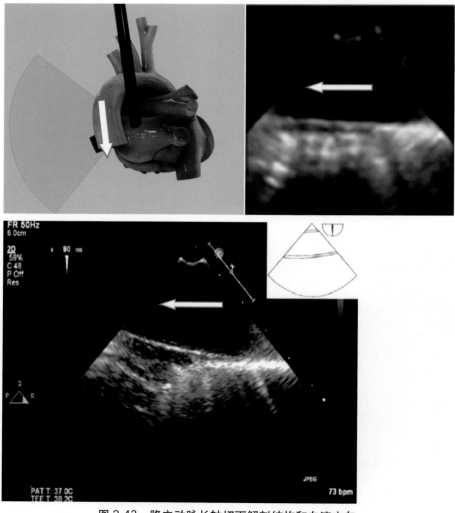

图 2-43　降主动脉长轴切面解剖结构和血流方向

第五节　让软内镜轴转起来观察右心

★要点
- 软内镜轴是连接在超声探头手柄后的部分。
- 注意旋转软内镜轴和旋转探头前端换能器的区别。

一、插入探头前先试一下方向

对于初学者，首先要知道软内镜轴是哪一部分。

初学者需要掌握软内镜轴的手持方法，用双手拿超声探头。当旋转软内镜轴的时候，超声探头全体是跟着旋转的，此时需要注意不要误伤患者的口唇和牙齿。旋转软内镜轴的同时，也要一起旋转探头的前端。

◆注意：旋转的时候一定要轻柔！

当旋转软内镜轴的时候，一边观察目标图像，一边旋转。

如果快速转动软内镜轴，很快就可以旋转一周，回到最初的切面图像。

如果一直朝着同一个方向旋转软内镜轴，会损伤前方的探头电线，甚至会造成电线断裂。

初学者在将 TEE 探头置入患者体内前，要先熟悉一下旋转软内镜轴所成的图像方向。

旋转软内镜轴和图像的方位

置入后将软内镜轴向左旋转可以观察图像的左侧（图 2-44）。

二、学习实际操作

为了观察右心系统，需要向右旋转软内镜轴。为了观察左心系统，需要向左旋转软内镜轴（图 2-45）。

从观察到心脏的切面图像开始旋转软内镜轴，将探头扫查面背对心脏面向降主动脉，就可以观察降主动脉（图 2-46）。

软内镜轴和探头前端的大小

超声探头根据用途不同大小不一。

在成人中，圆形的探头常常用于观察胸部的主动脉，需要探头压迫在观察处，会使用纤细的探头。在儿童中，通过目测儿童的体重来选择探头的情况很多见。所以需要很多探头的具体信息。有时还需要抉择是选择管形还是圆形探头。无论选择哪种探头，在置入探头时要一边确认气道压和血流动力学变化，一边谨慎置入（表 2-2）。

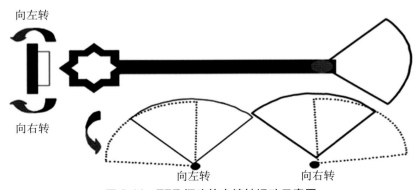

图 2-44　TEE 探头软内镜轴运动示意图

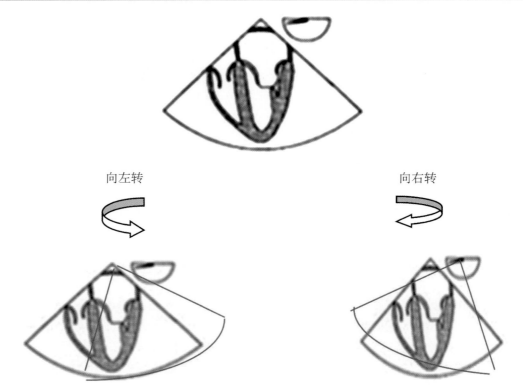

图 2-45　左、右旋转软内镜轴示意图

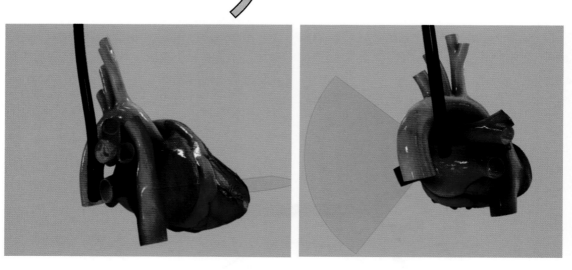

图 2-46　旋转软内镜轴观察降主动脉

表 2-2　探头类型以及适用范围

体重	探头类型	探头直径（mm）	电缆直径（mm）
2 ～ 5kg	矩形探头	5	4
5 ～ 10kg	管形探头	9	6.8
10 ～ 15kg	小儿用圆形探头	11	7
15kg 以上	圆形探头	15	9

第六节　调节超声探头电子角度

★要点
● 超声探头是发出超声波的部分。
● 可以旋转角度的超声探头主要是圆形探头。
● 有手动旋转和自动旋转两种方式。

一、置入探头之前先旋转一下探头换能器角度

初学者需要先确认一下转动哪里可以使探头前端电子扫描器旋转。探头前端是超声最前端的部分。前端的电子扫描器可以旋转 0°～ 180°。超声前端电子扫描器的旋转，有手动型的，也有自动型的。

手动旋转：转动手柄中的扫描平面控制按钮可以使前端电子扫描器旋转（图 1-6）。

不连接电源不能旋转探头电子扫描器。上下两个电子按钮，分别调整探头顺时针、逆时针旋转。中间的电子按钮，可以将电子平面自动旋转 90°。

探头前端的电子扫描器可以旋转 0°～ 180°，0° 和 180° 所成的是同一个平面，但观察的角度不同，一个是从上方观察的角度，一个是从下方观察的角度。切面图像的右侧用虚线表示。90° 的时候切面图像的右侧是头侧。

初学者可以尝试使用晾衣架来理解扫描器的角度。晾衣架的右侧做标记，所成的超声切面图像是图像的右侧。将心脏模型放入钢丝中来帮助理解成像。想象将心脏的模型放置在晾衣架中间，通过旋转不同角度，从而产生不同的切面。

超声机器不同，扫描器电子平面的角度标识也不同（图 2-47）。

◆注意：当分辨不清图像的时候，先回到认识的图像，这些图像基本上是 0° 的。如果旋转到一定的角度再去找目标图像会变得困难。

在学习 ASE/SCA 20 个基本切面的同时，理解头端电子扫描器旋转角度的成像。

再深入学习，可以利用旋转 TEE 前端角度，扫出重要的切面。

二、观察二尖瓣

1.经食管中段左室长轴切面 / 经食管中段二尖瓣交界区切面

方法：在食管中段四腔心切面以二尖瓣为切面图像中心，调整电子平面 60°～ 70° 时得到二尖瓣交界区切面，调整至 120°～ 160° 时可以观察到左室长轴切面（图 2-48）。

◆注意：和左心耳靠近的区域是前外侧。

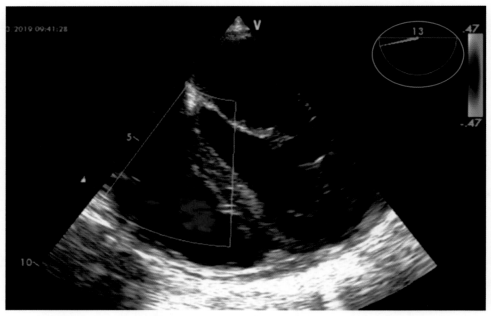

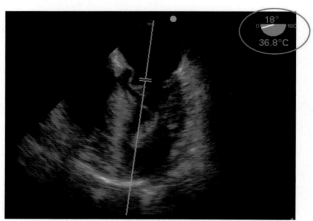

图 2-47　不同品牌的超声机器，电子平面角度标识不同

2. 评价二尖瓣的五个标准切面（图 2-49 ～图 2-53）

三、观察主动脉瓣

经食管中段主动脉瓣短轴切面／经食管中段主动脉瓣长轴切面

方法：在食管中段四腔心切面后退探头直至可以观察到主动脉瓣，将主动脉瓣放在切面图像的中心，调整电子平面 30°～ 40°时可以观察到经食管中段主动脉瓣短轴切面。还可以使用经胃的两个长轴切面来观察主动脉瓣（图 2-54）。

四、右心系统

经食管中段右室流入流出道切面

方法：在食管中段四腔心切面以三尖瓣为中心，调整电子平面 60°～ 90°，此切面可以用于测量三尖瓣的反流，观察肺动脉导管的走行等（图 2-55）。

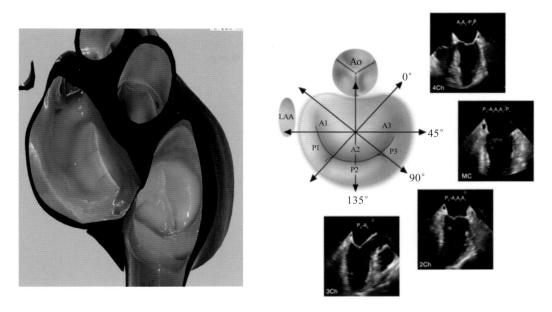

图 2-48　二尖瓣的解剖结构和 TEE 多角度观察所成切面

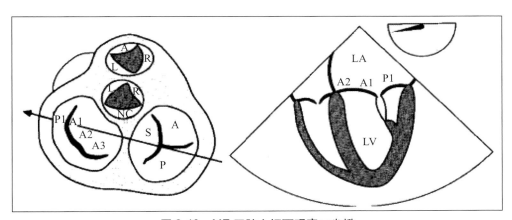

图 2-49　ME 四腔心切面观察二尖瓣

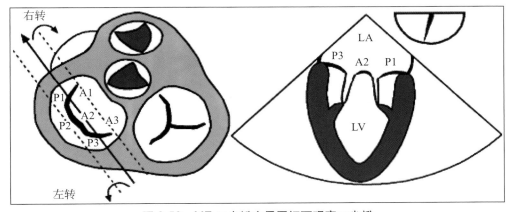

图 2-50　ME 二尖瓣交界区切面观察二尖瓣

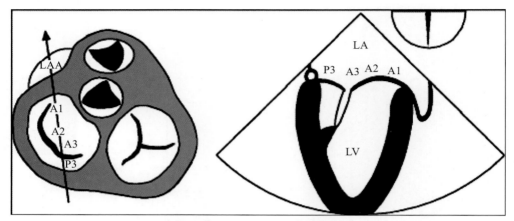

图 2-51 ME 两腔心切面观察二尖瓣

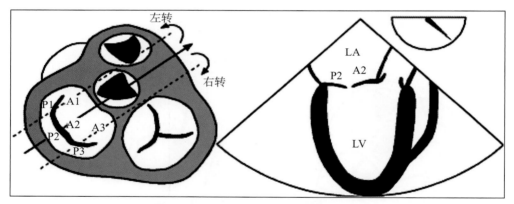

图 2-52 ME 左室长轴切面观察二尖瓣

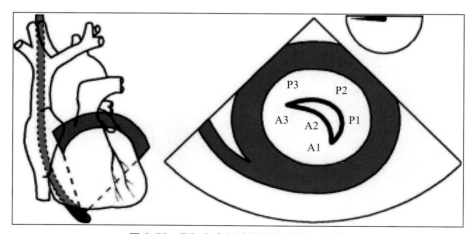

图 2-53 TG 左室基底段切面观察二尖瓣

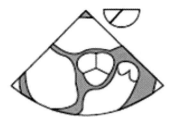

经食管中段主动脉瓣短轴切面

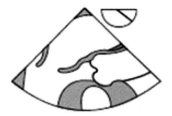

经食管中段主动脉瓣长轴切面

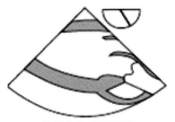

经胃左室长轴切面

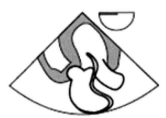

经胃深部长轴切面

图 2-54　观察主动脉瓣的常用 TEE 切面

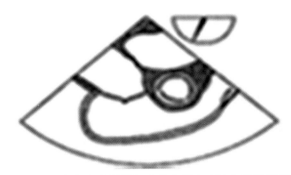

图 2-55　观察右心常用的经食管中段右室流入流出道切面

第七节　在横断面观察到的图像

★要点

● 以主动脉瓣为中心来了解心脏各部位的位置关系。

● 找到三腔心切面 (左房、左室、主动脉)。

● 从三腔心切面前进探头。

● 从三腔心切面后退探头。

一、以主动脉瓣为中心来了解心脏各部位的位置关系

对于初学者, 可以先以主动脉瓣为中心来想象一下心脏的解剖。

主动脉瓣的头侧是左心耳、肺静脉, 然后是肺动脉、主动脉弓及其延续。主动脉的尾侧, 是冠状静脉窦和左室。如果理解了这些位置关系, 那么横断面所见的图像也就可以描绘出来了 (图 2-56 和图 2-57)。

初学者寻找五腔心切面, 将探头放至距门齿 30cm 左右可以得到 (左房、左室、主动脉瓣)。这个切面并不是 ASE/SCA 的基本 20 个切面中必须掌握的基本切面。

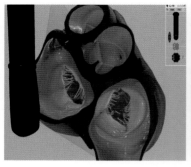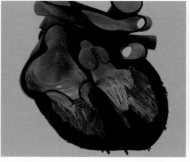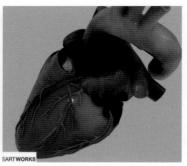

图 2-56　主动脉瓣周围的解剖结构

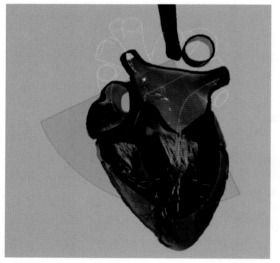

图 2-57　五腔心切面（左房、左室、主动脉瓣）

◆注意：当得不到此切面时，左房和食管是紧贴着的，离探头最近的是左房。当不能得到五腔心切面的时候，先确定左房的位置，在扇形图像的顶点，再去找二尖瓣、左室、主动脉瓣。

二、从五腔心切面后退探头

初学者从五腔心切面后退探头，调整电子平面角度 30°～40°可以得到经食管中段主动脉瓣短轴切面。

1. 左冠状动脉　从经食管中段主动脉瓣短轴切面再后退探头，可以看到左冠瓣附着在主动脉窦上，左冠状动脉的主干显示在图像上。然后追随着左冠状动脉主干可以找到分出前降支和回旋支处的图像（图 2-58 和图 2-59）。

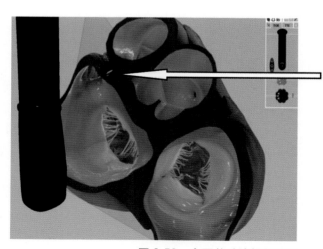

左冠状动脉

图 2-58　左冠状动脉解剖位置

2. 右冠状动脉　得到右冠状动脉的图像相对容易，找到右冠瓣，调整探头角度可以得到图像（图 2-60）。

3. 主动脉夹层动脉瘤的急诊手术的麻醉管理　主动脉夹层动脉瘤的急诊手术刻不容缓，术前心功能的评价往往不够充分。要注意心电监护的 ST 段，若 ST 段上移应引起注意，患者可能合并了心肌梗死或者主动脉夹层在冠状动脉的起始部，这需要着重确认。这种情况累及右冠状动脉比较多。

4. 左心耳、左上肺静脉　从经食管中段主动脉瓣短轴切面后退探头可以得到左心耳的图像，然后逆时针旋转软内镜轴可以得到左上肺静脉。顺时针旋转可以得到右上肺静脉。左上肺静脉是测量肺静脉血流的部位，也是观察是否有空气潴留的部位。右上肺静脉是插入左心引流管的部位，是空气潴留的重要部位（图 2-61）。

5. 经食管中段主动脉短轴切面、经食管上段主动脉弓长轴切面　从左心耳、肺静脉的图像后退探头，可以得到经食管中段升主动脉短轴切面。再后退探头，逆时针旋转软内镜轴可以得到经食管上段主动

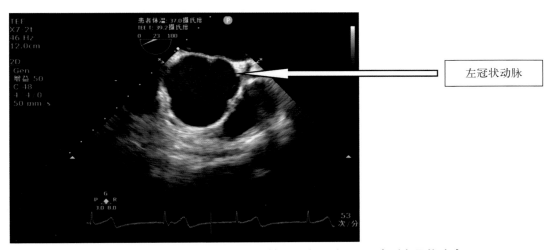

左冠状动脉

图 2-59　TEE 探头在主动脉瓣短轴切面水平后退，观察到左冠状动脉

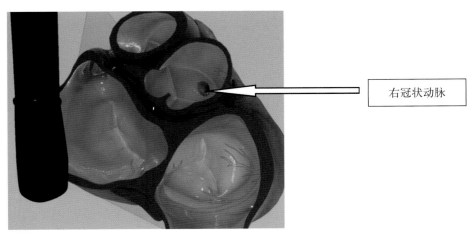

右冠状动脉

图 2-60　右冠状动脉解剖位置

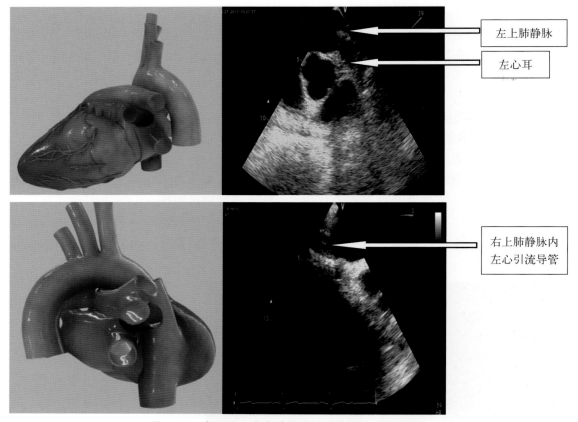

左上肺静脉

左心耳

右上肺静脉内
左心引流导管

图 2-61 左心耳、左上肺静脉解剖位置和 TEE 成像

脉弓长轴切面（图 2-62）。

6.食管中段四腔心切面，冠状静脉窦 前进探头，再后屈探头至不能看到主动脉瓣，可以看到经食管中段四腔心切面。继续前进探头至左房消失，注入右房的就是冠状静脉窦。此时的超声探头前端在贲门附近（图 2-63 和图 2-64）。

◆注意：当冠状静脉窦扩大的时候

当冠状静脉窦扩张（大于 10mm）的时候，可能是汇入冠状静脉窦的静脉存在血流异常。从心脏超声图像来鉴别：

①开口于冠状静脉窦的永存左上腔静脉。

②开口于冠状静脉窦的肺静脉畸形血流。

③开口于冠状静脉窦的冠状动静脉瘘。

④肝静脉向冠状静脉窦的异常分流。

这是 4 个异常开口分类。从发生概率上来说，永存左上腔静脉最多，有报告称在正常人中有 0.5% 的发生率。这些情况会对人工心肺系统的运转、冠脉逆行造影产生影响，应及时报告给术者来商讨下一步的应对措施。

7.经胃左室基底段短轴切面 从冠状静脉窦开始推进探头至胃中部。前屈探头得到经胃左室基底段短轴切面，再推进一点探头，前屈探头，可以得到经胃左室中段短轴切面（图 2-65 和图 2-66）。

经胃中部短轴切面的位置继续推进探头，当左室逐渐消失时更大程度地前屈探头，可以得到经胃深长轴切面（图 2-67）。

但是，得到此切面会给胃壁造成负担，

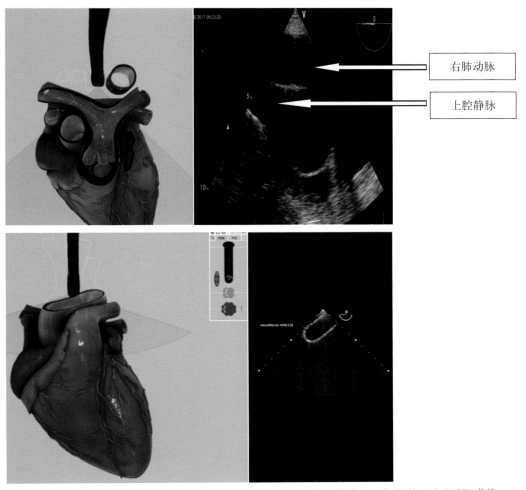

右肺动脉

上腔静脉

图 2-62　食管中段升主动脉短轴切面和食管上段主动脉弓长轴切面解剖位置和 TEE 成像

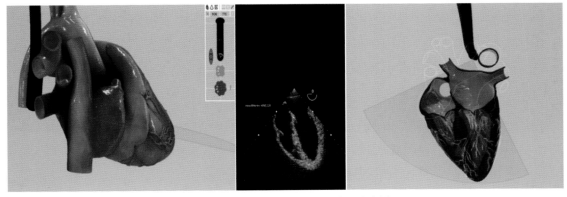

图 2-63　后屈探头至不能看到主动脉瓣

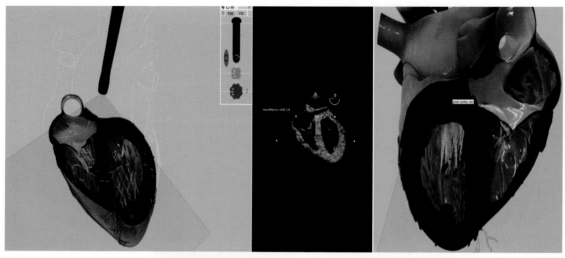

图 2-64　继续前进探头至左房消失，注入右房的就是冠状静脉窦

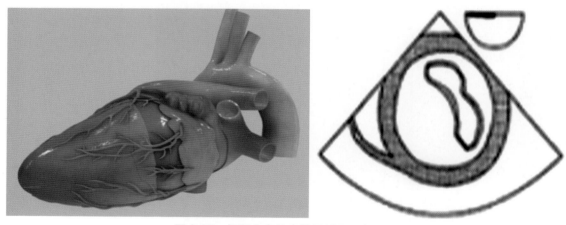

图 2-65　经胃左室基底段解剖图示和切面

需要注意。

8. 主动脉狭窄和消化道出血　有报道称血管发育不良造成的主动脉狭窄易合并消化道出血。为了测量主动脉瓣压差而使用经胃深长轴切面时，探头对胃壁造成很大的压力有损伤胃黏膜的风险。尤其是主动脉瓣狭窄的患者，不用拘泥于经胃深长轴切面，使用其他的切面来替代会更安全。

★小结

以心脏解剖为中心，想象探头前进、后退合并前屈、后倾所产生的图像，再结合横断面和旋转角度就可以得到我们想要的切面了。

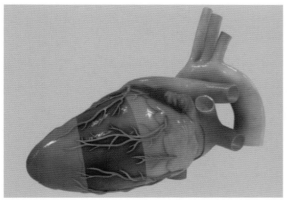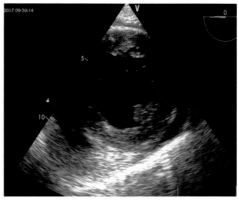

图 2-66　经胃左室中段解剖图示和切面

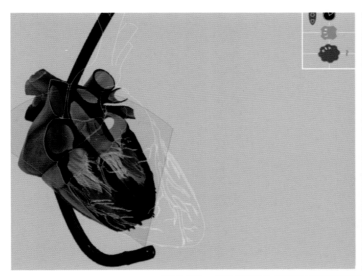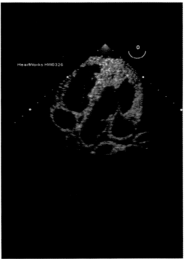

图 2-67　经胃深部左室长轴解剖结构和切面

头侧

食管上段主动脉弓长轴切面

食管中段升主动脉短轴切面

肺静脉、左心耳

五腔心　主动脉瓣、冠状动脉　　　　　　后退探头（前屈）

食管中段四腔心切面　　　　　　　　　　前进探头（前屈、后屈）

冠状静脉窦

经胃基底部短轴切面

经胃中部短轴切面

经胃深长轴切面

脚部

第八节　切面图像的连续性

★要点

运用探头前屈、后屈、旋转软内镜轴、调整电子平面和心脏解剖结构特点将连续获得 ASE/SCA 推荐的 20 个基本切面。

一、五腔心、降主动脉短轴切面

五腔心切面（左心房、左心室、主动脉瓣）是最基本的切面，见图 2-68。

降主动脉在心脏的左后方，要大幅度逆时针旋转软内镜轴后可得到降主动脉短轴切面图像（图 2-69）。

二、以开始 TEE 为契机

心脏超声可以用于术前评估，所以更多的麻醉医师开始参加 TEE 相关学习研讨会，同时相比于以往，学习和掌握 TTE 的

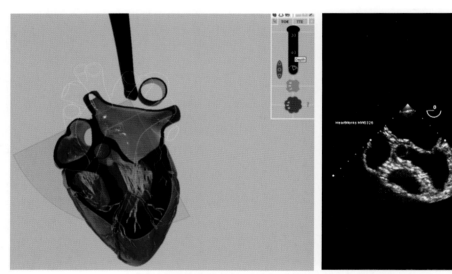

图 2-68　从上而下视角观察五腔心解剖断面和 TEE 切面图像

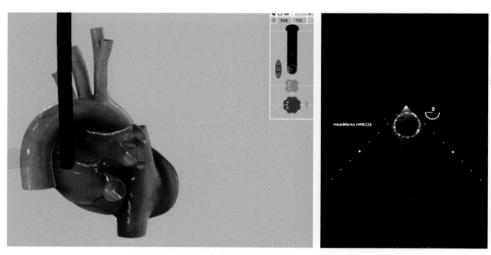

图 2-69　降主动脉解剖位置和 TEE 切面图像

麻醉医师也逐渐增加。随着这种情况的增多，麻醉医师在围术期管理和急救诊疗等方面也活跃起来。

　　TEE 的初学者大都把精力集中在获取切面图像中。但是真正掌握 TEE 的技术要同时了解疾病的知识，要理解掌握术式伴随的合并症、人工瓣膜、人工心肺等。先从 ASE/SCA 推荐的 20 个基本切面来帮助理解记忆心脏解剖，进而可以连续地获取图像，也能单独得到目标图像。再进一步，对于瓣膜反流、瓣膜狭窄的严重程度的测量和评价也非常重要。在瓣膜手术中要尽量保证自己的诊断是正确的，如果有疑问，可以和术者沟通。再者，可以记录保存得到的图像，向心脏内科医师请教疑难的地方。拿着图像和内科、外科医师一起讨论是上上策。

三、五腔心切面开始前进、后退、旋转软内镜轴

　　五腔心切面开始前进、后退复习一下之前学过的切面，从五腔心开始后退探头可以得到经食管中段升主动脉短轴切面。再后退可以得到食管上段主动脉弓长轴切面。前进探头可以得到经食管中段四腔心切面，再前进、前屈探头可以得到经胃基底部短轴切面，经胃中部短轴切面，经胃深部长轴切面。

四、旋转探头角度得到想观察的结构

　　从不同的角度观察主动脉瓣。

　　从五腔心切面开始将主动脉瓣为中心逆时针旋转软内镜轴，再旋转探头角度 30°～40° 得到经食管中段主动脉瓣短轴切面，120°～135° 得到经食管中段主动脉瓣长轴切面。

　　初学者可以从五腔心切面开始将三尖瓣为中心顺时针旋转软内镜轴，再旋转探头角度 75°～80° 得到经食管中段右室流入流出道切面，100°～110° 得到经食管中段双房上下腔静脉切面。

　　　　　　　　（于　晖　赵楠楠　张　莹）

主要参考文献

1. Nakao S, Eguchi T, Ikeda S, et al. Airway obstruction by a transesophageal echocardiography probe in an adult patient with a dissecting aneurysm of the ascending aorta and arch. J Cardiothorac Vasc Anesth, 2000, 14:186-187.

2. Arima H, Sobue H, Tanaka S, et al. Airway obstruction by a transesophageal echocardiography in a patient with a giant aortic pseudoaneurysm. Anesth Analg, 2002, 95:558-560.

3. Glas K, Swaminathan M, Reeves S, et al. Guidelines for the performance of a comprehensive intraoperative epiaortic ultrasonographic examination: recommendations of the American Society of Echocardiography and the Society of Cardiovascular Anesthesiologists; Endorsed by the Society of Thoracic Surgeons. Anesth Analg, 2008, 106:1376-1384.

4. Shanewise JS, Cheung AT, Aronson S, et al. ASE/SCA guidelines for performing a comprehensive intraoperative multiplane transesophageal echocardiography examination: recommendation of the American Society of Echocardiography Council for Intraoperative Echocardiography and the Society of Cardiovascular Anesthesiologists Task Force for Certification in Perioperative Transesophageal Echocardiography. Anesth Analg, 1999, 89:870-884.

第 3 章　学习断层法

第一节　左心室 17 个节段的划分

★要点
- 左心室 17 个节段命名。
- 将左心室的分区和冠脉支配相结合。

麻醉医师得到左心室图像后，如果发现异常情况，产生类似的疑问如："这边的心肌运动有点异常"，当把这个问题提出来和上级医师以及手术医师等团队成员讨论时，就不能用"这边的心肌运动"这样不专业的描述，而是需要采用类似"地图"的方法来命名左心室结构。左心室被分割为几个部分，就像地图那样每个部分各有名称。首先，将左心室想成类似杯子的形状，根据左心室的短轴图像将左心室分为三个部分，分别是在二尖瓣水平观察到的基底部，观察前后乳头肌同样大小的中部乳头肌平面和观察左心腔成圆形的心尖部。

这是将左心室分区的第一步，那进一步要分成几个节段呢？

掌握获得短轴切面图像的技能之后，先用基底段短轴和中段短轴切面，将短轴切面图像六等分，分成相对的 3 组左心室壁。这三组是怎么分成的？首先分别从室间隔的前侧和后侧向左心室腔中心做两条线。然后从室间隔的中点向左心腔中间做一条线，就可以将左室短轴的图像 6 等分。心尖部的图像取的是右心室和左心室界限消失之后的图像，分别在前后左右均等引出 2 条线，将此区域均匀 4 等分。那么下一阶段左心室总共分几个节段也就简短明了（图 3-1）。

综上所述基底部 6 个节段，中部 6 个节段，心尖部 4 个节段共 16 个节段。但还有一个区域是长轴切面中可以观察到但这三个短轴像没有得到的最后一个节段：心尖帽。加上心尖帽，一共 17 个

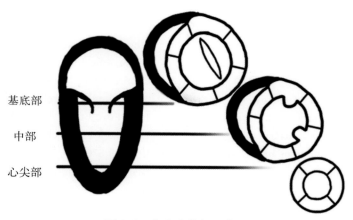

基底部

中部

心尖部

图 3-1　左心室节段示意图

节段。

接下来就是学习各个分割节段的名称。先是将室间隔二等分的画面的下侧，被检查者的前面叫做前间隔壁（anteroseptal）；二等分另一侧，靠近被检查者背侧的是下壁间隔（inferoseptal）。顺时针依次是下壁（inferior）、下侧壁（inferolateral）、前侧壁（anterolateral）、前壁（anterior）。在短轴像中将这些名称前面加上基底部和中部就是各个节段的名称（图3-2）。例如：在基底部短轴像的前部就是基底部前壁，在中部乳头肌切面就是中部前壁，也就是由左心室的区域（短轴像的水平）＋左室壁来表示。

以上是理解短轴像的节段。长轴像的节段划分时，观察同一个左心室壁，不把短轴像的部位和长轴像的部位对应起来是无法做出准确评价的。首先来看一下短轴像和长轴像的关系。探头0°获得的长轴像是经食管中段四腔心切面，旋转90°是经食管中段两腔心切面，120°是经食管中段左室长轴切面。由图3-3所示各个长轴像和短轴像的关系可以对应起来。在长轴像中观察左心室壁的基底部、中部和心尖部是不难的，所有的图像都可以将心尖帽描绘出来。首先是四腔心中将下壁间隔

（inferoseptal）、前侧壁（anterolateral）描绘出来。然后是两腔心切面描绘出前壁和下壁。再顺时针旋转120°得到左室长轴像后描绘出前间隔壁（anteroseptal）和下侧壁（inferolateral）。一定要将纵向的图像各壁名字记清楚不要搞混。可以把圆形探头的顺时针旋转想象成顺时针的钟表来帮助记忆。

接下来，将灌注左心室的冠状动脉和它支配的区域阐述一下。把左心室比作地图的话，冠状动脉就是走行在其中的道路。道路主干分开成为各个分支，分支在末端终止。如果道路（血管）发生事故造成截断（闭塞），车流（血液）就不能到受损害部位之后的远端部位，没有氧供的心肌组织会发生损害，之后没有血流供给的心肌不能产生收缩，这就是冠脉支配和心肌的关系。可以根据不能收缩的心肌部位推断冠状动脉损伤的部位。但是，冠状动脉血流的支配有个体差异，以前就有报道称不同人种间有差异。考虑了以上多个方面，2013年的ASE和SCA发表的《围术期TEE基础监测指南》中提出了左心室17个节段和冠状动脉血流支配关系的建议，此建议也包含了冠状血管支配领域的多样性（图3-4）。当然在临床上还会有各种各

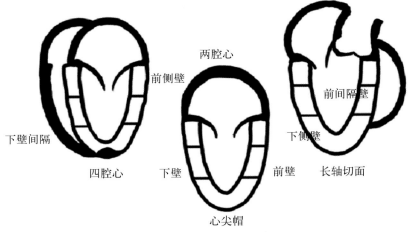

图 3-2　各个分割节段的名称

样的情况，即使血流障碍已经使得血流无法达到远端，但良好的侧支循环也可以提供血流，维持心肌收缩，这样的病例并不少见。

持续的心肌缺血先使心脏的舒张能力下降，接着发生室壁运动异常。心肌缺血

开始不久时，TEE 就可以发现这些异常。但是舒张能力的评估主要使用多普勒，因此不适合定点测量，确定特定部位也很困难。使用动态连续图像在经胃短轴切面中打出冠状动脉的 3 个分支灌注区域的图像，这种方式有良好的稳定性和固定性。心肌

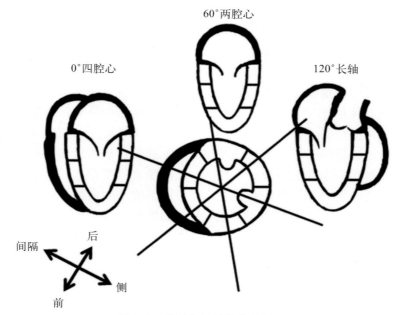

图 3-3　长轴和短轴的节段划分

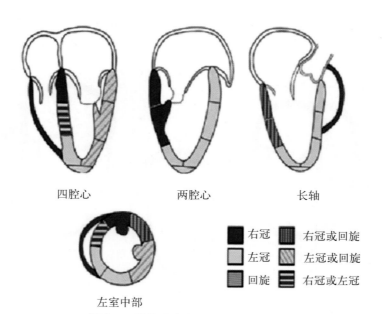

图 3-4　冠状动脉在左心室支配的区域

缺血进一步会引起心电图的改变以及产生胸痛等症状。TEE 对于心肌缺血的诊断和确定缺血部位都能有很大的作用。可以尝试将前几张黑白节段图涂上冠状动脉分布的颜色来测试自己掌握的程度。

心脏专科麻醉医师掌握 TEE 是必要的。刚入门的新手，因为自己的判断失误，造成复跳不成功的时候会非常沮丧，感觉辜负了患者、外科医师对自己的信任。所以麻醉科医师通过 TEE 进行判断病情的责任重大。

以往，由于设备有限等原因，TEE 只在重症病例中才使用。但最近几年其使用范围更广，即使是轻度的冠脉搭桥术中也会使用。新手多观察正常的心脏，以后遇到小的异常改变也能察觉、判断。如果异常图像暂时见得不多也不用着急，把正常的图像深刻印在脑海里也同样重要。操作时要掌握适应证，动作要轻柔。

先积累病例，多积累 TEE 经验和图像。向指导老师请教也很重要。和指导老师诊断不同的时候，要勇于议论和探讨，这样才是一个好的学习环境。二尖瓣反流等需要彩色多普勒的病例，在多普勒测量之前观察反流的方向和程度，在测量多普勒之后看与自己的猜测是否一致。一开始就看答案是不利于进步的。

第二节　学习二尖瓣和主动脉瓣

★要点

● 理解二尖瓣→主动脉瓣→三尖瓣→肺动脉瓣的位置顺序（尤其是前两者）。

● 二尖瓣的前叶和后叶的区别→ Carpentier 二尖瓣的命名。

● 二尖瓣的前叶和主动脉瓣相邻。

● 右冠瓣在主动脉瓣的前方（TEE 图像的最下方）。

心脏有 4 个瓣膜，其中特别重要的是主动脉瓣和二尖瓣（mitral valve）。这一章节我们要以这两个瓣膜为中心努力理解学习 4 个瓣膜的解剖。

一、二尖瓣

二尖瓣的解剖学分类有几种，可以先掌握 Carpentier 命名法（其他还有 Duran 命名法等）。二尖瓣有两个瓣叶，前叶（anterior leaflet）和后叶（posterior leaflet）。后叶有三个扇形结构，从前外侧→后内侧分别称为 P1、P2、P3。前叶没有明显的分界，P1、P2、P3 相对的分区就称为 A1、A2、A3。

左手在身体前握拳，手心朝向自己，二尖瓣就与图 3-5 所示的结构和位置相似。手指相当于前叶，手掌相当于后叶。示指至环指分别相当于 A1、A2、A3，它们相对的那侧就是 P1、P2、P3。

二、理解二尖瓣和主动脉瓣的关系

主动脉瓣比二尖瓣稍稍小一些，在二尖瓣的右前方。主动脉瓣有三个瓣叶，最左侧的是左冠瓣（left coronary cusp，LCC），右前方的是右冠瓣（right coronary cusp，RCC），右后方的是无冠瓣（non coronary cusp，NCC）。其中无冠瓣最大。右手握拳，右手手心贴在左手上，形似主动脉瓣和二尖瓣的位置关系，RCC 是最前方的瓣叶（TEE 画面的最下部），如图 3-6。

三、理解二尖瓣和三尖瓣的关系

三尖瓣（tricuspid valve）就像它的名字那样有三个瓣叶，前方的瓣叶是前叶（anterior cusp），后方的瓣叶是后叶（posterior cusp），中间隔侧是隔叶（septal cusp）。右手像图 3-7 所示握拳，手心朝向自己，形

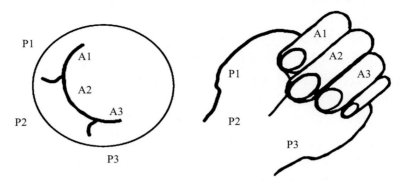

图 3-5　使用左手理解二尖瓣的分区

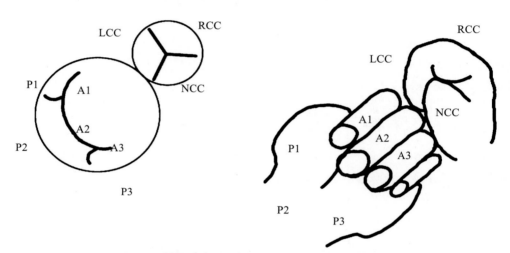

图 3-6　使用左右手理解主动脉瓣和二尖瓣位置关系

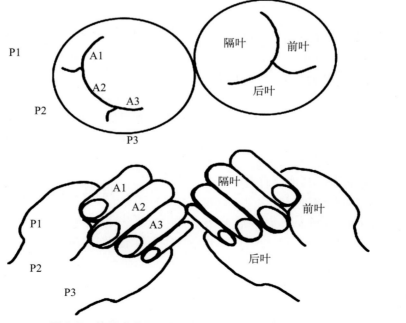

图 3-7　使用左右手理解二尖瓣和三尖瓣的位置关系

似二尖瓣和三尖瓣的关系，三尖瓣和二尖瓣大致一样大小，三尖瓣隔叶和二尖瓣相接，三尖瓣在二尖瓣的右侧，比二尖瓣稍靠前。

四、理解主动脉瓣和肺动脉瓣的关系

肺动脉瓣（pulmonary valve）有三个瓣叶，前方是前叶（AC），右侧是右叶（RC），左侧是左叶（LC）。肺动脉瓣和主动脉瓣大致一样大小。像图 3-8 那样两手握拳相对，肺动脉瓣是 4 个瓣膜中位置最靠前的。

肺动脉瓣是 4 个瓣膜中距离食管最远的，因此用 TEE 来评估它是最困难的。ROSS 手术（肺动脉瓣移植）术中如需评价肺动脉瓣，在特殊必要的情况下可以在术野中无菌操作，将探头放置在肺动脉上来检查。

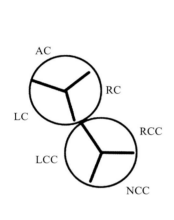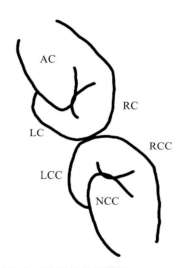

图 3-8　使用左右手理解肺动脉瓣和主动脉瓣的位置关系

（赵思文　金东元　于　晖）

主要参考文献

1. Reeves ST, Finley AC, Skubas NJ, et al. Basic Perioperative Transesophageal Echocardiography Examination:A Consensus Statement of the American Society of Echocardiography and the Society of Cardiovascular Anesthesiologists. J Am Soc Echocardiogr, 2013, 26 (5):443-456.
2. Schiller NB, Shah PM, Crawford M, et al. Recommendations for quantitation of the left ventricle by two-dimensional echocardiography. American Society of Echocardiography Committee on Standards, Subcommittee on Quantitation of Two-Dimensional Echocardiograms. J Am Soc Echocardiogr, 1989, 2(5):358-367.
3. Carpentier A. Cardiac valve surgery—the "French correction. " J Thorac Cardiovasc Surg, 1983, 86:323-337.

第4章 使用多普勒技术

第一节 理解图像色彩

★要点

● 朝向探头流向是红色的，远离探头流向是蓝色的。

● 明亮的颜色代表速度快。

● 绿色是湍流。

● 调整增益，是从高值向下调整。

● 彩色多普勒的诀窍是缩小显示区域。

脉冲多普勒、连续波多普勒都是观察血流的功能，在血流的定量测量中使用。使用彩色多普勒大致观察一下血流的特征，再用脉冲多普勒等，更细致检查血流的性质。彩色多普勒使血流更显而易见。彩色多普勒的特征之一，就是在超声模式下可以在画面上直接显示彩色多普勒，可以实时（real time）观察血流，异常血流的部分就可以显而易见了。

彩色多普勒的名字有很多种叫法，英语中就有两种 CFM：color flow mapping 和 CDI：color doppler imaging 两种表达方式。还有缩略称 color 的情况。

理解彩色多普勒，先理解色带图是很重要的。这个色带图叫作 color map，通过彩色多普勒中得到的颜色与色带图对比可以得到基本的信息（方向、速度等）。

首先了解血流方向的信息。向着探头流动的血流表示为红色，远离探头流动的血流表示为蓝色。通过机器设定可以改变颜色，通过色带图可以确定血流方向和颜色的关系。

接着是关于速度的信息。速度用颜色的明亮度来表示。向着探头流动的血流表

示为红色的话，当血流速度慢的时候，则表示为深红色，血流速度快的时候，则表示为亮红色（类似于橘黄色）。远离探头流动的血流也同样，流速慢的为深蓝色，流速快的为明亮的蓝色（青白色）。不同的机器可能表现的颜色不同，可以通过观察色带图确认（图 4-1）。

关于血流速度，色带图已经为我们提供了一些信息。色带图的上方或者左侧会有数字，这个数字表示超声可以显示的最高平均速度（速度范围）。如图 4-2 所示，可以表达的最高速度是 52cm/s。超越这个速度的血流会有折返现象的出现，比如流向探头的血流，超过了明亮的红色，就会用明亮的蓝色来表示。折返显像是为了应对超出速度范围的血流出现的。速度范围的设定上，观察动脉血流时速度目标设定在 50 ～ 70cm/s，观察静脉血流或 PISA（近端等速表面积）时设定值会下降。

绿色表示湍流。湍流的成分越多，绿色便更强。层流用左侧方的颜色（红色或蓝色）表示，湍流用右侧方的颜色（黄色或绿色）表示。彩色多普勒中用绿色表示的就是湍流强的地方。彩色多普勒的目标领域是在进行彩色多普勒扫描时彩色附着的范围，英文是 ROI（range of interest），即兴趣区域，见图 4-2。

调整彩色多普勒增益的技巧就是将增益升高至干扰出现，再下调增益直至干扰消失，一般为 60% 左右。增益太低的话，会有低估反流等可能。但增益太大干

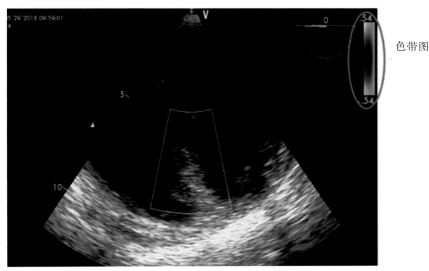

色带图

图 4-1 TEE 机器显示色带图

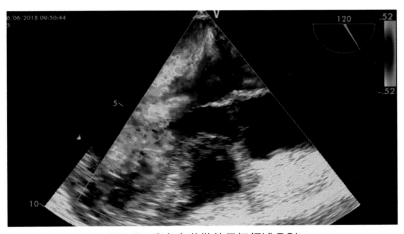

图 4-2 彩色多普勒的目标领域 ROI

扰出现可能会将不是异常的血流判断为异常。所以为了准确判断要谨慎调整好增益。

如果彩色多普勒的目标领域太广，切面成像的时间变长，干扰变小或没有，有可能会忽略异常血流。所以，以观察目标为中心缩窄目标领域，将帧速度（frame rate）维持在 15 ～ 20Hz 的程度。彩色多普勒的目标领域缩窄了之后，超声切面图像也随之缩小，利用变焦原理，可以提高帧速度。维持在适当的帧速度得到动态图像，血流的颜色也清晰显现，以便于理解当前

血流的真实情况（图 4-3）。

我们从原理上来解释这一点。先来想象一下一个切面图像的成像过程。首先，普通超声成像方法，是在某一方向上发射超声波，然后接受反射回的超声波。然后稍许挪动角度再次发射超声波、接收超声波。这样所成的画面都是在这个方向上得到的（图 4-4）。

彩色多普勒的成像原理：彩色多普勒为了测定血流，在同一方向上要送出、接收 10 次左右的超声波信号，得到一个切面的时间会增加。所以彩色多普勒相比 B 模

式下是动态的、彩色的图像。用专业术语说就是"帧速低"（图 4-5 和图 4-6）。

一般情况下，彩色多普勒可以分辨流向探头和远离探头的血流。但与声波成直角的血流（将成像切面横切）就无能为力了。这种情况下若想判断是否有丰富血流，可以使用能量多普勒（power doppler）。能量多普勒不太依赖成像角度，可以显示与声波成直角的血流。所以在判断有无血流的时候，能量多普勒能发挥很大的作用。

血流可以分为层流和湍流。层流就是血流的方向是一致的，血流的速度是均一的（图 4-7）。在主动脉、上腔静脉、下腔静脉中，层流较多。湍流的方向不规则，血流的速度也不一致（图 4-8）。在狭窄等情况下，引起旋涡样血流时，用湍流来表示。

多普勒可以得到的四方面信息，包括方向、流速、能量、分散程度。方向就是血流运动的方式是朝向探头还是远离探头的。流速就是血流的速度。在脉冲多普勒和连续多普勒中，可以得到最高速度。在彩色多普勒中，通过平均速度来表示。能量是多普勒信号经过反射后的强度。分散就是血流的散乱程度。

彩色多普勒不是同时得到上述的四方面信息。彩色多普勒有 3 种表示方法，包括速度、速度分散和能量表示。在这里，

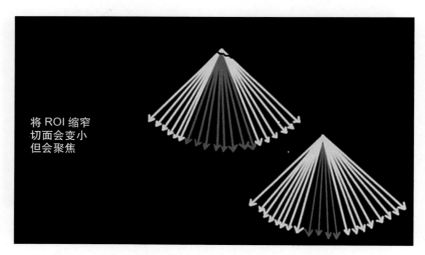

图 4-3 TEE 目标领域缩窄后切面会变小，但会更聚焦

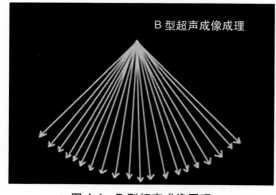

图 4-4 B 型超声成像原理

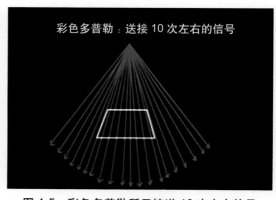

图 4-5 彩色多普勒所示接送 10 次左右信号

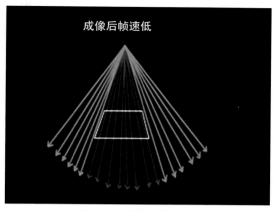

图 4-6　成像后帧速低

我们用表格的方式来显示它们之间的对应关系。TEE 用于判断是否存在湍流的情况多有发生，基本上是用速度分散表示。速度在颈内静脉穿刺和体表超声中使用的比较多。在这些情况中，湍流往往不多见，所以速度足以代表（表4-1）。再者，想要

得到能量的情况时，只能选择能量。要根据自己想得到的信息选择表达方法。

表 4-1　彩色多普勒的速度、速度分散和能量关系

	速度	速度分散	能量
方向	○	○	△
平均速度	○	○	×
能量	×	×	○
分散程度	×	○	×

　　先学会测量左室短轴的容积，对参加资格考试很重要，考试会有涉及原理的考题，所以原理的相关知识也要学习。熟悉了原理之后，也就懂得了使用机器的方法、各种微调的方法、得到清晰图像的方法等，也就慢慢脱离了初学者水平而得到提升。

层流：血流方向、速度一致

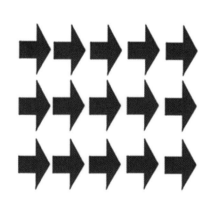

图 4-7　层流是血流方向、速度一致

湍流：血流方向、速度不一致

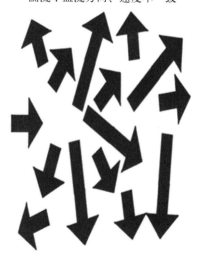

图 4-8　湍流是血流方向、速度不一致

第二节　测量血流速度

★要点
- 测量血流速度使用多普勒法。
- 脉冲多普勒（PW）的特性是测量特定位置，但不能测量高速血流。
- 连续多普勒（CW）的特性是不限定位置，能测到高速血流速度。
- VTI 是速度 - 时间积分。
- 测量在某一截面通过的血流量用横断

面积乘以 VTI。

● 心排出量（CO）可以从主动脉或肺动脉瓣的血流中测得。

● 学习连续方程。

一、多普勒的种类

测量用多普勒有脉冲多普勒和连续多普勒两种。

1.脉冲多普勒法（PW，pulsed wave doppler）

（1）得到想测量的血流所在的切面后，按 PW 按钮。

（2）为了测量血流速度，调节出显示超声波的方向线和取样容积（SV）的位置（图 4-9）。

（3）将 SV 调整到想要测量流速的区域。

（4）出现山形的流速波形。

（5）按 Freeze 键静止画面。

（6）山形流速波形的最高高度就是最大流速。

取样容积（sample volume）表示脉冲多普勒测定流速时所在的区域。主波方向

呈现向上或向下的"山"形流速。当所测速度是流向探头的，其所成的流速图像就是在基线上方，就是主波向上的"山"。方向是远离探头的血流图像的主波向下（图4-10）。

图 4-10 显示的是狭窄的部位，也就是血流速度快的地方所成的图像。此处 PW 可以测定的最大速度是一定的，超越了最大速度的部分会向相反的方向折射出图像，这也叫做混叠（aliasing）。

消除混叠现象的方法

（1）调整基线：基线变动可以纠正血流方向。将基线向下端移动，可以得到将基线放于中央处 2 倍的最大速度，从而抵消折返现象，测量最大速度。

（2）变更速度范围：变更标尺可以尽可能的扩大最大速度的测量极限。但 PW 测量本身是有界限的，扩大是有一定范围的。

◆需要注意测量角度

当测量血流速度使用多普勒的时候，超声波要和血流的方向平行，也就是说两

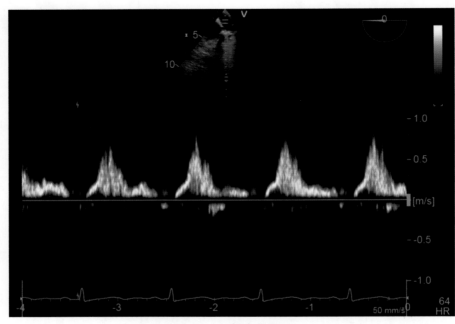

图 4-9　取样容积图示

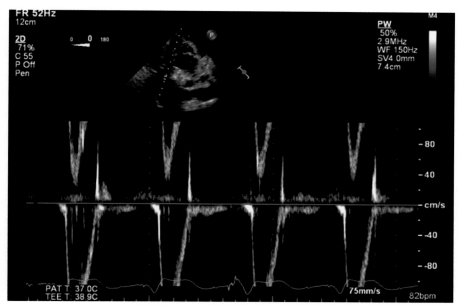

图 4-10　瓣膜狭窄处脉冲多普勒

者的角度为 0°的时候测量最精确。所成角度越大测量误差也就越大，通常所成角度在 20°以内的误差较小（20°时误差 7%），基本上是可以接受的（图 4-11）。

最大测量流速

脉冲多普勒法可以测定特定部位的血流速度，可以测定的最大速度和取样容积的深度都有界限，他们之间的关系是：

Vmax=c×PRF/（4×cos θ ×Fo）

Dmax=c/（2×PRF）

（PRF：脉冲重复频率，Fo：信号周波数，

Dmax：最大视野深度）。也就是最大速度是依赖于 PRF 和 Fo 决定的。想要提高最大速度上限就将 PFR 设定的高一些。虽然也可以选择 Fo 小的探头，但这样的最大测量深度会变浅。最大速度和最大深度是反比例的关系。

2. 连 续 多 普 勒 法（continuous wave doppler，CW）

测量快速血流速度使用连续多普勒方法。首先点击 CW 键，然后得到和 PW 同样的显示超声波方向的直线。接下来将直线与想测定部位的血流速度方向结合，使用 CW 可以正确的测量出非常快速的血流速度，在 PW 下不能测定的高速血流在 CW 中可以得到相同的速度波形，测定出最高速度（图 4-12）。CW 和 PW 不同之处在于 CW 不显示取样容积的位置。CW 可以测量高速血流但同时不能确定测量位置，也就是不能限定取样容积。所以测量的是在超声波取样线上所有位置的最大血流速度。显示 CW 超声波方向线上的小圆形是 CW 的焦点位置，并不能显示 SV。

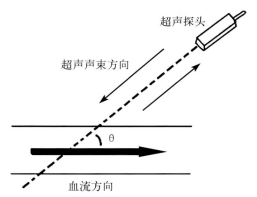

图 4-11　多普勒测量时超声波和血流的方向成角

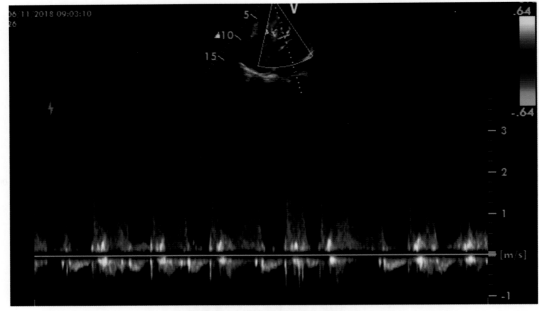

图 4-12　连续多普勒法图示

血流速度的测定原理

　　测定血流速度时应用多普勒的效果，越靠近音源的地方越能听到"高音"（周波数高），逐渐远离后越能听见"低音"（周波数低）。测定血流速度时红细胞接受探头发出的超声波后将超声波反射回去，通过接受到超声波时所产生的周波数偏移可以测定红细胞的速度也就是血流速度。PW 是同一个装置（震动器）送出、接受超声波。脉冲状的超声波从开始发出到下一次超声波发出的这一段时间间隔内接受反射回的超声波。这个间隔就是脉冲重复频率。某个反射声波的物体反射回声波的时间和物

体和探头的距离相关，通过计算目标位置（取样容积的位置）发出超声波和接受超声波的时间差可以测量目标位置的速度。CW 中发出和接受超声波的信号是持续的。无法识别反射波从哪里反射回来，所以所得的血流速度波形并不能判定来自具体哪一个位置。

　　3. 推算压力　通过血流速度来理解压差，试着推算右室压力。在某些情况下得到了某血流流速（V）后，此血流的上游和下游的压差可以用简易伯努利公式来推定 $\Delta P=4V^2$。这种测定的压差可以用于推定心腔内压力（如右室压）。接下来我们试着通过三尖瓣反流来推定右室压力（图 4-13）。

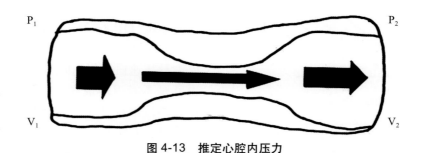

图 4-13　推定心腔内压力

P_1. 狭窄上游的压力；V_1. 狭窄上游的流速；P_2. 狭窄下游的压力；V_2. 狭窄的最高流流速

首先描出三尖瓣反流，其次使用多普勒法测定压差。这个压差就是收缩期右房压力和右室压力的差，此压差在加上右房压的话可以推定右室压（推定肺动脉压）。

简易伯努利公式 $P_1 - P_2 = 4V_2^2$

右室压的测定（图 4-14）

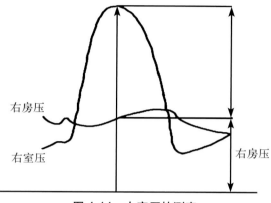

图 4-14　右室压的测定
肺动脉压≈右室压 = △P+ 右房压

4. 测量心排血量　当测定某一稳定截面的流量时，使用断面面积 × 流速来表示。因为血流是搏动的，所以通常用速度 - 时间积分（velocity-time integral，VTI）来代替流速，计算公式为（平均）流量 = 横断面面积 × VTI ÷ 时间。一次搏动的（平均）流量 × 时间是一次搏动的心排血量 = 横断面面积 × VTI。用这种心排血量测定方法首先要测定 VTI，在目标测量血流量的部位测量血液流速。描出血流速度波形后可以自动计算出 VTI。然后乘以肺动脉主干或左室流出道截面面积得到一次搏动的排血量，再乘以心率就得到心排血量。测量时超声波的方向和血流方向角度较大的时候会使误差增大。为了准确测量，尽量选择血流方向和超声波平行的切面。

流速（cm/s）就是 VTI÷t（s）

流量（cm^3/s）= 断面面积（cm^2）× 流速（cm/s）

流量（cm^3/s）= 断面面积（cm^2）× VTI（cm）÷t（s）

5. 连续公式

计算瓣口面积（图 4-15）

连续公式也可以说是流体流速的保存法则。在连续的管腔内无论哪一层界面通过的血流量都是相等的，基于这个理论来计算瓣口面积。断面 A_1 通过的流量 $Q_1 = (A_1 × VTI_1)$，断面 A_2 通过的流量 $Q_2 = (A_2 × VTI_2)$，两端面流量相等，$A_1 × VTI_1 = A_2 × VTI_2$，然后 $A_2 = A_1 × VTI_1/VTI_2$ 得到瓣膜面积。这种方法可以在主动脉瓣膜口和左室流出道两个断面中使用。通过计算左室流出道（LVOT）通过的血流（Q_{LVOT}）和主动脉瓣通过的血流（Q_{Ao}）可以测得主动脉瓣口面积（AVA），从而推断主动脉瓣是否狭窄和狭窄的程度等。左室流出道的 VTI 测量是先测量左室流出

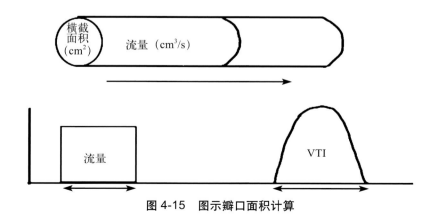

图 4-15　图示瓣口面积计算

道取样容积放置部位的直径 D，假设左室流出道是圆形的，那么通过的血流量 $Q_{LVOT}=VTI_{LVOT} \times \pi (D/2)^2$。在主动脉瓣同样是 CW 测量瓣口 VTI_{Ao}。然后套用上述原理，计算 $AVA=Q_{LVOT}/VTI_{Ao}$。

连续公式（continuity equation）

$$Q_1=Q_2$$
$$A_1 \times VTI_1=A_2 \times VTI_2$$
$$\pi (D_1/2)^2 \times VTI_1=A_2 \times VTI_2$$
$$A_2=\pi (D_1/2)^2 \times VTI_1/VTI_2$$

瓣口面积的测量误差

使用连续公式计算的瓣口面积，要谨慎选择流出道直径，计算时半径二次方会对结果有很大影响。另外当左室收缩极度低下的时候，瓣口面积测量可能会被显著低估。

为何 TEE 测量的 AVA 和左心导管测量值不符？

TEE 得到的即时峰值＞左心导管峰值压差

当不存在主动脉狭窄时，使用压差有局限性

（1）如果心输出量降低，压差可能会低（例如，左室功能障碍导致低估主动脉瓣狭窄严重性）。

（2）高动力状态心输出量会被高估（例如，脓毒血症休克，因为压差增加导致 AI）。

（赵思文 刘 真 于 晖）

主要参考文献

Sidebotham D, Merry AF, Legget ME. Practical Perioperative Transesophageal Echodardiography, Butterworth-Heinemann, 2003.

第5章 TEE 监测的临床基础应用

第一节 TEE 监测缺血性心脏疾病

★要点

● 节段性室壁运动异常（regional wall motion abnormality）在心肌缺血的早期就可以发现。

● 理解收缩中心（轴）的概念。

● 要注意观察心内膜面向心运动的收缩中心移动。

● 判断心室壁厚度时巧用心电图。

缺血性心脏病常合并轻度的舒张功能障碍，心肌梗死后也会出现广泛的低心排状态。本节着重学习具有较高诊断价值的症状和其对应的节段性室壁运动异常。

一、心肌缺血的进程和节段性室壁运动异常

节段性室壁运动异常在心肌缺血后很快出现，比心电图的 ST 段变化还要早，并可由此推断造成异常的冠状动脉，以此指导术中发生心肌缺血的治疗（图 5-1）。

二、正常的心脏搏动和收缩中心（轴）

首先理解正常的心脏搏动和"收缩中心（轴）"的概念。正常心脏搏动的要素包括：

① 心内膜偏移（endocardial excursion radial shortening）；

②收缩期壁厚增加（systolic wall thickening）；

③旋转（rotation）；

④变形（translation）。

如图 5-2 所示，外圈代表舒张末期，内圈代表收缩末期。收缩末期和舒张末期的中心（轴）并不是同一个点。

三、节段性室壁运动异常（RWMA）的原因

除了心肌缺血以外，节段性室壁运动异常的原因还包括以下方面（表 5-1）。

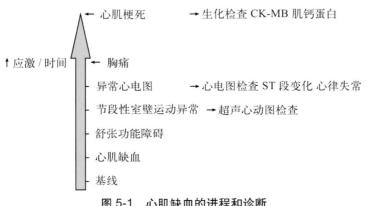

图 5-1 心肌缺血的进程和诊断

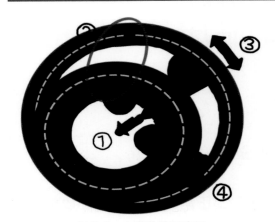

图 5-2　心脏收缩示意图

表 5-1　节段性室壁运动异常的原因

心肌缺血	其他原因
判断心室壁运动的恶化程度	心室起搏 传导异常：传导阻滞
陈旧性心梗：在心脏周期内室壁厚度变化不大	肺高压：心室间隔扁平 外界压迫：OPCAB 术中使用固定器 心肌病：扩张型心肌病，肥厚型心肌病，心脏肿瘤等

四、RWMA 的评价方法

RWMA 的评价方法主要有心内膜偏移（endocardial excursion）和收缩期室壁厚度增加（systolic wall thickening）。

1. 心内膜偏移　从心内膜的移动、方向两方面评价心内膜偏移为正常（normal）、运动减弱（hypokinesis）、无运动（akinesis）、反向运动（dyskinesis）四种。图 5-3 外圈代表舒张末期，内圈代表收缩末期。

心脏收缩时出现中心发生偏移或者收缩不好的部位被收缩好的部位拖拽等现象提示室壁运动异常，但有时我们会误判。图 5-4 所示的运动功能减退，在同一个运动轨迹上收缩中心出现了偏移，我们考虑是前壁运动低下，但在实际的图像当中无法标出中心，需要我们自己判断。

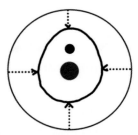

图 5-4　运动功能减退时在同一个运动轨迹上收缩中心出现了偏移

2. 收缩期室壁厚度增加　心肌收缩室壁厚度的变化为收缩期增厚，舒张期变薄，符合心动周期变化规律。通过 M 型超声来观察室壁运动比较理想，通过室壁厚度变化以及与心动周期是否一致来判断。收缩障碍的心肌室壁厚度不变，反常运动的室壁收缩期是向外侧突出。

评价心内膜的向心运动时如果短轴切面成像时是倾斜的，可能会误判距离探头近的下侧壁的内膜运动相对不足，与此对应的室壁厚度评价也不可能完全正确。但只要时相正确，可以更换切面，在长轴或四腔心切面上也可以做定性评估（图 5-5）。

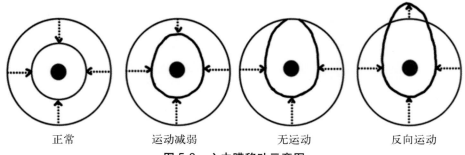

正常　　　运动减弱　　　无运动　　　反向运动

图 5-3　心内膜移动示意图

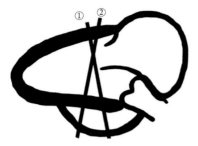

图 5-5　①代表正确的短轴切面检查；②代表短轴切面成像倾斜

将图像静止就简单多了。操作分为两步，Freeze 下滚动滚轮来观察壁厚度的变化，可以将短轴像分为四部分，即按照前壁→室间隔→下壁→侧壁的顺序追随各个部位 2 ~ 3 秒钟来判断室壁厚度收缩的情况，同时使用心电图来指导评价。

第二节　瓣膜疾病患者的 TEE 使用

★要点
● 反流分为中心型和偏心型两大类。
● 中心型反流是瓣环扩大造成的。
● 偏心型反流是瓣叶结构异常造成的。

一、中心型反流（concentric jet）

反流喷射波从瓣膜的中心对称流出的就是中心型反流，原因一般考虑是瓣环扩大造成的（图 5-6）。

图 5-6　中心型反流

二、偏心型反流（eccentric jet）

反流喷射波偏向一边非对称的流出称为偏心型反流，原因一般考虑是瓣叶的结构异常造成的（图 5-7）。

偏心型反流的原因

偏心型反流的原因主要分为两大类。一是瓣叶过度运动（excessive leaflet motion），因为瓣叶活动的不稳定性，偏心

型反流的瓣叶可能是比正常瓣叶活动更强，反流的喷射波是从正常的瓣叶流出的（图 5-8）。

图 5-7　偏心型反流

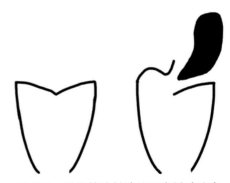

图 5-8　反流的喷射波从正常瓣叶流出

二是限制性瓣叶运动（restrictive leaflet motion）。瓣叶的运动受限，比正常瓣膜运动更差，反流的血流冲击波从异常的瓣叶侧流出（图 5-9）。

二尖瓣瓣叶的异常运动大致表现为以下 3 种（图 5-10）。

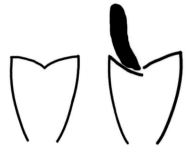

图 5-9　反流的血流冲击波从异常的瓣叶侧流出

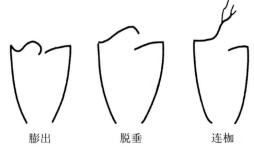

膨出　　　　脱垂　　　　连枷

图 5-10　二尖瓣瓣叶的异常运动：膨出、脱垂和连枷

1. 二尖瓣叶膨出（billowing）　瓣叶的一部分膨出超过了瓣环，瓣叶的尖端还没有超过瓣环的状态。

2. 二尖瓣脱垂（prolapse）　瓣尖脱垂，瓣叶的尖端超出了瓣环的状态。

3. 二尖瓣连枷样运动（flail）　瓣叶脱垂，瓣尖呈浮游状态随着血流漂动（多合并腱索或乳头肌断裂）。

偏心性反流，特别是沿着心房壁反流即 wall-hugging jet（图 5-11），经胸超声往往不能得到心房内的清晰图像，一般在手术前很难检查出。也发生过麻醉科医师麻醉诱导通过 TEE 发现偏心性反流而改变术式的情况。

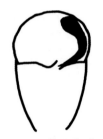

图 5-11　沿着心房壁反流

第三节　人工置入物

★要点
- 人工置入物在图像上多呈白色。
- 人工置入物为参照辨明图像方位。
- 人工置入物会产生大的伪影。

置入 TEE 后得到各种各样的图像，白色的物体通常是心肌、瓣膜，黑色的通常是血流等。

一、穿刺导丝

颈内静脉穿刺后置入中心静脉导管，将导管作为中心得到超声画面。这是 20 个基本切面中的经食管中段双房上下腔静脉切面。

图 5-12 中 J 字形的物体是什么？是金属导丝，导丝强烈地反射超声波，图像上为白色。利用此切面判断导丝位置时，不能看到导丝时不要轻易下"导丝没在"的结论。上腔静脉和右心房本身有一定厚度，TEE 打出的也只是其中的一个断面，所以导丝所在的断面没有被 TEE 观察到也是有可能的。可以采用轻轻地旋转导丝或调整 TEE 手柄观察整个右心系统等方法多角度观察。有时也需要使用短轴像。

那么在画面中哪边是头侧哪边是尾侧？颈内穿刺时画面右侧是上腔静脉，左侧是下腔静脉。利用这个简单的方向辨认来辨认图像的方位。

二、观察肺动脉导管

图 5-13 是双房上下腔静脉切面。向着

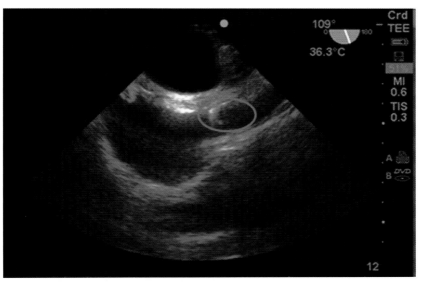

图 5-12　经食管中段双房上下腔静脉切面

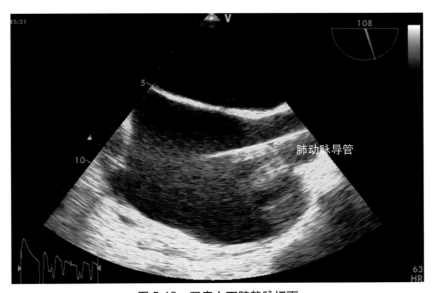

图 5-13　双房上下腔静脉切面

三尖瓣方向有一个白色的物体，这是穿过右房内的肺动脉导管（PAC）。随着心脏搏动 PAC 继续前进，画面左下角是三尖瓣位置，画面右边是上腔静脉。

不反射超声波的部分显示为黑色，反射多的部分显示为白色。人工置入物多为反射超声波多的"强反射体"，所以呈白色的多。

三、观察人工瓣膜

图 5-14 是 ME 主动脉瓣长轴切面，这个病例是主动脉瓣二尖瓣联合置换，寻找人工瓣膜，要向强反射体那侧来观察。人工瓣膜是强反射体，所以超声波基本上全部被反射回来，造成此路径上远端的组织结构没有超声通过，呈现出黑色的区域，

这种现象被称为声影。人工瓣膜和瓣膜底座之间会来来回回的反射超声波，这种现象被称为多重反射，会形成伪影。人工置入物经常受到伪影的影响，常常不易观察。

四、观察不易发现的人工置入物

人工置入物不都是强反射体。导管自身的高亮度显像有时并不能很好的呈现，此时我们只能依赖导管远方的声影来侧面证实导管的存在。

高亮度阴影不能显现的原因有两种，一是材料表面太过光滑，二是导管的走行方向和超声波不是直交关系。粗糙的导管表面超声波会出现乱反射，不会出现信号全部不能回到探头的情况。导管和超声波不是直交关系，会发生超声波反射后不回到探头的情况。

五、临床上常观察的人工置入物

为确认颈内静脉置管时导丝的位置，可以用体表颈部超声。图 5-15 为颈内静脉内置入的中心静脉导管纵轴切面。

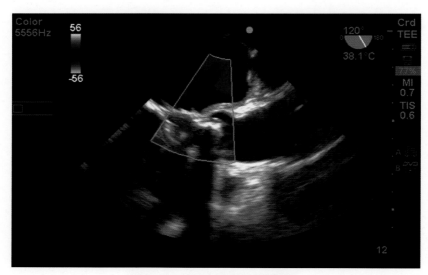

图 5-14　ME 主动脉瓣长轴切面

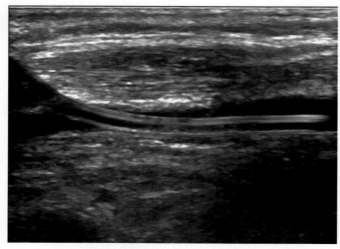

图 5-15　颈内静脉内置入的中心静脉导管纵轴切面

IABP 导管置入时可以用 TEE 来确定位置，观察导丝是否伸入至降主动脉（图 5-16）。

观察到各种各样的人工置入物，就可以利用人工置入物来辨明图像方位，理解伪影和原理，掌握导管置入时的引导作用。

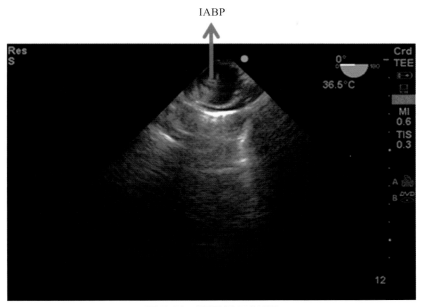

图 5-16　TEE 图示 IABP

（于　晖　赵思文）

主要参考文献

1. Shapiro E, Marier DL, St John Sutton MG, et al. Regional non-uniformity of wall dynamics in normal left ventricle. Br Heart J, 1981, 45:264-270.

2. Smith JS, Cahalan MK, Benefiel DJ, et al. Intraoperative detection of myocardial ischemia in high-risk patients:electrocardiography versus two-dimensional transesophageal echocardiography. Circulation, 1985, 72:1015-1021.

3. Mahmood F, Christie A, Matyal R. Transe-sophageal echocardiography and non-cardiac surgery. Semin Cardiothorac Vasc Anesth, 2008, 12:265-289.

4. Gallagher KP, Kumada T, Koziol JA, et al. Significance of regional wall thickening abnormalities relative to transmural myocardial perfusion in anesthetized dogs. Circulation, 1980, 62:1266-1274.

5. Carpentier A. Cardiac valve surgery–the "French correction." J Thorac Cardiovasc Surg, 1983, 86:323-337.

6. Panidis IP, Ross J, Mintz GS. Normal and abnormal prosthetic valve function as assessed by Doppler echocardiography. J Am Coll Cardiol, 1986, 8:317-326.

第二部分 TEE 评估的基础知识

超声心动图作为一种可视化的监测工具，可以从结构和功能两个方面评估循环系统功能，帮助麻醉医师判断患者血流动力学不稳定的原因，指导治疗并评估疗效，从而提高围术期患者的安全性。

功能评估是建立在结构评估的基础上的，功能与结构密不可分。只有由房壁、室壁、血管壁和瓣膜组成的"管道"结构正常，心腔内的血流才能实现在这个密闭的"管道"内单向、无阻碍的泵血。因此心脏功能的评估不可脱离结构，而形态结构的观察是以往的监测手段无法实现的，

只有可视化的超声心动图可以实现，可以从壁、腔、瓣、流四个方面来进行观察和评估，如表 6-1。

表 6-1 标准切面的观察内容

壁	腔	瓣	流
增厚	扩大	狭窄、增厚	正常层流
变薄	减小	关闭不全、冗长	分流
缺损、异位引流	形态失常	穿孔	异常反流
血栓	局部梗阻	赘生物	射流

第 6 章 TEE 评估心脏收缩功能

第一节 TEE 评估左室收缩功能的基础知识

★要点
● 从 M 型方法开始测量。
● 如果时间充裕，尽量采用 Simpson 法。

左心室的功能评价方法众多，大致可分为室壁运动异常、舒张功能和本章要学习的收缩功能评价。

临床医师在术前访视的时候多数是参考经胸超声的得到的短轴缩短率（fraction shortening, FS）或者射血分数（ejection

fraction, EF）来评价左心收缩功能。但当实习医师汇报"患者的 FS 是 43%，EF62%，心功能没有问题"时，患者的心功能真的没有问题吗？

一、左心室整体收缩功能

左心室的收缩功能体现了左室心肌收缩的能力。心肌纤维的收缩力在 Frank-Starling 关系曲线上表现为心肌收缩力随前

负荷的增加而改变，体现了收缩功能的容量依赖性特点。因此，评估收缩功能的同时应报告左室的前负荷状态，如用直径、面积或容积来反映左心室大小。

左室收缩功能的定量测量

左室收缩功能的超声评估可以从线、面、容的角度分别应用缩短分数（FS）、面积变化分数（FAC）、射血分数（EF）来定量测量（图 6-1）。

（一）线性测量

缩短分数（fractional shortening，FS）

缩短分数（FS）=（LVEDD − LVESD）/ LVEDD × 100%

其中 LVEDD 为左室舒张末期内径，

LVESD 为左室收缩末期内径（图 6-2）。正常值 ≥ 30%。FS 的获取是在经胃左室短轴切面进行 M 型超声测量，采取心内膜边界到心内膜边界即前缘到前缘的方法，测量时声束方向与轴线一致，确保 FS 的获取简便快速，但需注意左室存在节段性室壁运动异常时结果常不准确。这种方法简单，但并不能代表容积的变化，单纯用 FS 来评价左心室功能是危险的。

（二）面积测量

面积变化分数（fractional area change，FAC）

面积变化分数（FAC,%）=（LVEDA − LVESA）/LVEDA × 100。

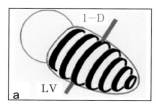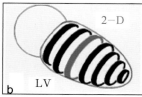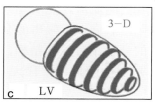

图 6-1　FS（a）、FAC（b）、EF（c）分别从左室内径、面积和容积的角度定量左室收缩功能

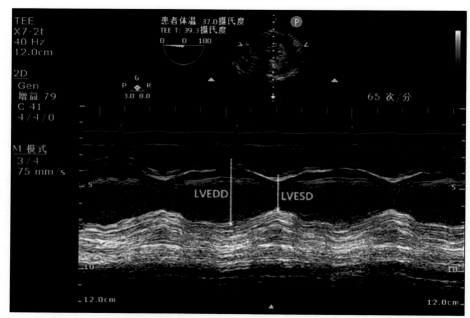

图 6-2　获取经胃左室中部短轴切面，确定 M 型超声取样线的最佳声束方向，测量 LVEDD 和 LVESD 得出 FS

其中 LVEDA 为左室舒张末期面积，LVESA 为左室收缩末期面积（图 6-3）。正常值 ≥ 50%。FAC 的获取是在经胃左室中部短轴切面分别描记左室舒张末期和收缩末期的心内膜得到面积，同样在左室节段性室壁运动异常时以 FAC 来定量收缩功能准确性有限。

（三）容积测量

射血分数（ejection fraction，EF）

EF 是临床上最常使用的评价收缩功能的参数，EF 的计算方法公式不止一种，最基本的计算公式为

EF（%）=［舒张末期容积（EDV）－收缩末期容积（ESV）］/ 舒张末期容积（EDV）

正常值 ≥ 55%，

45%～54% 为左室收缩功能轻度减低；

35%～44% 为中度减低；

25%～34% 为重度减低；

< 25% 为极度减低。

TEE 中得到的数据是二维图像平面的，但 EF 容积的变化率是立体的，需要三维图像的数据，如何从二维图像求得正确的容积呢？

先得到左室短轴图像

1. 将探头前进至胃中部。

2. 前屈探头使探头紧贴胃壁。

3. 向左旋转探头将左心室置于画面中央。

4. 将图像调整到前后乳头肌（腱索水平）水平观察得到的切面。

测量 EF 所选择的深度很重要，多次测量的话要保证测量平面一致。测量时深度改变是误判的原因之一。在心尖部测量 EF 容易过大，心基底部容易过小（图 6-4）。

当短轴切面置于画面中央时按下 M 型超声键，先学习简单测量 EF 的方法。

5. 将 M 型超声的取样线置于左室前壁和下壁。

6. 按 [measurement] 键进行计算。

7. 选择 [pombo][teichholz] 等方法来测量。

8. 选好左室舒张末期内径（LVDd）和左室收缩末期内径（LVDs）。

注意尽量不要斜切心室壁。斜向切心

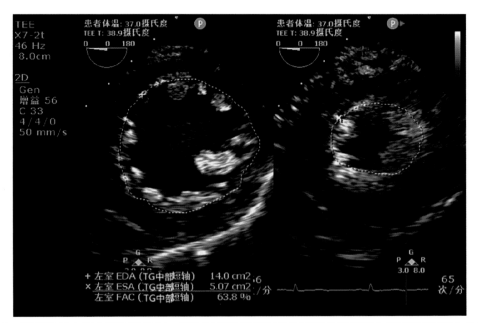

图 6-3　获取经胃左室中部短轴切面，在左室舒张末期和收缩末期分别描记心内膜得到 EDA 和 ESA

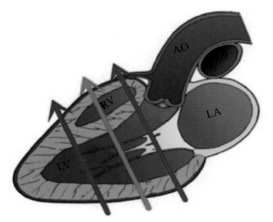

图 6-4　在心尖部测量 EF 容易过大，心基底部容易过小

绿色箭头所示为适宜探头深度，红色箭头所示近心尖部和基底部处测量会产生偏差

室壁测量出的直径会变大，将测量平面调整成前后乳头肌大小均一的角度。乳头肌（尤其是前外侧乳头肌）和内膜的界限不清时会使测定困难，所以在腱索平面测定时能清晰地观察内膜是最好的。测量内膜到内膜的距离时，如果在有一定厚度的内膜

上因为选择哪个点而产生困惑，一般选择距离探头近的点。这种方法称为 leading to leading edge method。根据心电图来确定测量时像是最准确的。因此行 TEE 时一定要连接心电图，LVDd 在心电图 Q 或者 R 波顶点时进行测量，LVDs 在 T 波结束时进行测定（图 6-5）。

EF 的测量方法很多，常用的超声机器中都有 Pombo 法和 Teichholz 法计算方法。

这些方法都是假设左心室内腔是椭圆形的基础上，在 2DTEE 中测得 LVDd 和 LVDs 中的椭圆形短轴直径，进而计算出左室全部的容积。

使用这种方法可以推定左心室的容积。不同的测量方法对应不同的计算方法。

◆ Pombo 法

Pombo 法假设椭圆体的长轴直径是短轴直径的 2 倍。

椭圆形的体积是 V，短轴直径是 D，长轴直径是 2D。

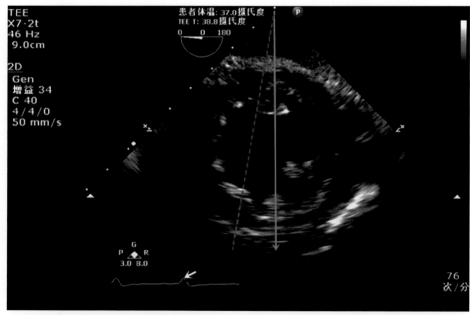

图 6-5　M 型超声取样线应垂直于左室前壁和下壁，避免斜切（红线），结合心电图（见白色箭头）分别在舒张末期和收缩末期测量内径

$$V= \frac{4}{3} \pi \times \frac{D}{2} \times \frac{D}{2} \times D$$

$$= \frac{\pi}{3} \times D^3 \quad \pi \approx 3 \text{ 的话}$$

$$= D^3$$

这种算法非常简便，当心脏扩大从椭圆形向球形靠近的时候，长轴直径是 2D 这个假设会出现误差（图 6-6）。

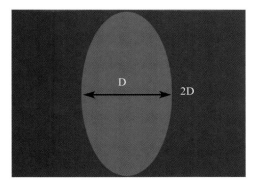

图 6-6　Pombo 法假设左室为椭圆体，其长轴径是短轴径的 2 倍。若左室扩大，此假设会出现误差

◆ Teichholz 法

Teichholz 法是从左室造影数据库中得到的左室短轴和长轴的回归关系来推定左室容积（图 6-7）。长轴为 $\frac{D}{0.075D+0.18}$，同样进行计算

$$V= \frac{4}{3} \pi \times \frac{D}{2} \times \frac{D}{2} \times \frac{D}{0.075D+0.18}$$

$$= 7.0D^3/ (2.4+D)$$

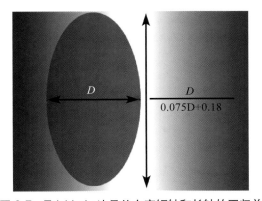

图 6-7　Teichholz 法是从左室短轴和长轴的回归关系（长轴径 $= \frac{D}{0.075D+0.18}$）来推定左室容积

通过上述算法可以得到左室容积的数值。

但这些方法都是基于乳头肌平面的前壁和下壁的运动来推算的。若左室其他部分收缩差或没有收缩，上述公式并不能考虑到这些情况。

所以这些方法不能保证准确计算左室容积。

◆ 双平面 Simpson 法

美国超声心动图学会（ASE）与欧洲超声心动图学会（EAE）联合发布的关于心腔定量分析的建议推荐使用双平面 Simpson 法或面积长度法测量心室容量。

双平面 Simpson 法又称"碟片法"，将左室分为从左室基底到心尖的 20 个碟片，用面积乘以高度计算每一个碟片的容积并累加就得出左心室的整体容积。方法是分别在食管中段四腔心切面和食管中段两腔心切面描记舒张末期与收缩末期心内膜并由软件包自动计算得出（图 6-8）。心内膜描记同样不应包含乳头肌，切面获取时需注意显露心尖部，避免左室腔缩短导致低估其容积。具体操作步骤如下：

9. 扫出 ME 四腔心切面。

10. 扫出舒张末期和收缩末期。

11. 按测量按钮，选择 Simpson 法。

12. 转动轨迹球描出左室内腔，描记时不要描记乳头肌，连续的将内膜描记出来。在舒张末期和收缩末期都进行描记。

13. 旋转端头角度至 90°得到 ME 两腔心切面。

14. 扫出舒张末期和收缩末期。

15. 转动轨迹球描出左室内腔。

此法由于用双平面矫正了左心室腔变形，减小了数学假设带来的误差，尤其适用于节段性室壁运动异常的患者。但也有一定的局限性，首先需要优化获得高质量的切面图来准确识别心内膜，来减少对心内膜位置猜测导致的误差；其次双平面法导致测量可能不在同一个心动周期。

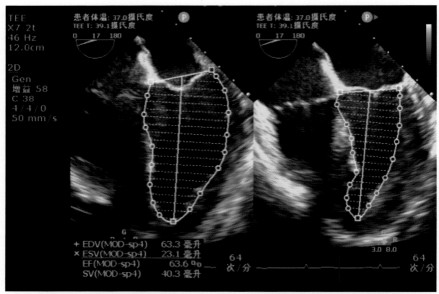

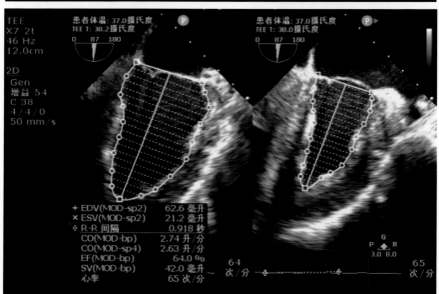

图 6-8　在食管中段四腔心切面和两腔心切面分别描记舒张末期与收缩末期心内膜，由机器软件自动计算出 EF

◆面积长度法

　　将左心室设想为近似子弹的形状，其容积用从食管中段两腔心切面获得的左室长径（LVID）和从经胃左室中部短轴切面获得的左室短轴面积（LVA）计算（图6-9），其公式为左室容积（V）=5/6×LVID×LVA。分别获得左室舒张末期容积（EDV）和收缩末期容积（ESV）后，依照公式

EF=（EDV－ESV）/EDV 得出 EF。面积长度法适合在无法确定心内膜边界时应用，但其建立在假定左室是椭圆形模型基础上，若存在明显节段性室壁运动异常，左室腔发生形变时不宜采用。

　　三维超声心动图（three-dimensional echocardiography，3DE）的出现使得容积测量产生革命性的变化，其优点是采集并显示左室真实的形状，从而避免了数学模型的假设，其准确度与成像的金标准核磁共振（MRI）相似。此外，当有二尖瓣反流存在时，可以用左心室等容收缩期压力上升的速率 dp/dt 来反映左室的收缩力，此值较少受负荷和室壁运动的影响。方法是应用连续多普勒频谱测定二尖瓣反流速率

从 1m/s 升高到 3m/s 所需的时间（图 6-10），通过简化的伯努利方程（$P=4V^2$），速率转换为压力梯度为 $4 \times 3^2 - 4 \times 1^2 = 32$mmHg。

dp/dt（mmHg/s）$= 32$（mmHg）$\times 1000/$dt（ms）

dp/dt 值 $\leqslant 1000$mmHg/s 或 dt $\geqslant 32$ ms 提示左室收缩功能下降。

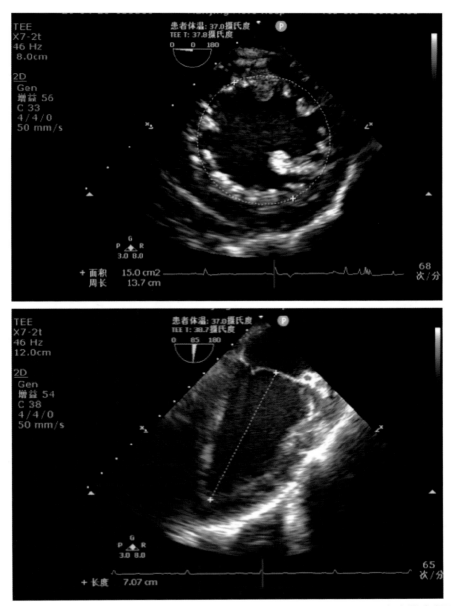

图 6-9　面积长度法计算 EF，在经胃左室中部短轴切面测量左室 EDA 和 ESA，在食管中段两腔心切面测量左室舒张末期（LVIDd）和收缩末期长径（LVIDs），依据公式获得左室 EDV 和 ESV 即可得出 EF

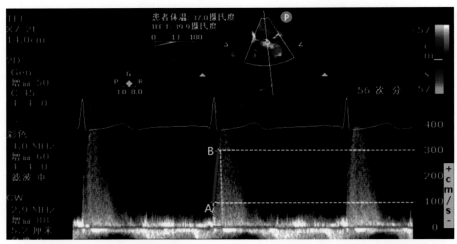

图 6-10　连续多普勒二尖瓣反流波流速从 A 点（1m/s）升高到 B 点（3m/s）的时间来反映 dp/dt

第二节　节段性室壁运动异常的评估

★要点

● 正确的诊断来自于获取的正确切面。

● 要将冠状动脉供血障碍和室壁运动异常联系起来学习。

　　TEE 是发现围术期心肌缺血的非常灵敏的监测工具，也是评估心肌缺血相关并发症（左室血栓、缺血性二尖瓣反流、室壁瘤、室间隔穿孔及心室破裂等）的重要手段。美国麻醉医师协会（ASA）和美国心血管麻醉医师协会（SCA）联合发布的指南推荐在所有的开胸心脏手术、胸主动脉手术及冠脉搭桥手术中应用 TEE，并在非心脏手术中帮助判断由心肌缺血导致的严重的血流动力学紊乱。心肌缺血的超声心动图表现为相应的节段性室壁运动异常（regional wall motion abnormality，RWMA），并依据冠脉的供血分布区域确定病变的冠脉分支血管。

室壁运动分析

　　首先来理解正常的心肌收缩运动。收缩期开始对应心动周期上的舒张末期在心电图上是 R 波。正常心肌是均一的收缩，收缩伴随心肌壁厚度增加和心腔内变窄变小。TEE 可以观察到心内膜的向心性移动。

当营养心肌的血液中断，TEE 可以连续观察到节段性室壁运动异常。

　　评价室壁运动异常常用经胃左室中部乳头肌短轴像。此切面的优点是在一个图像中可以观察到三条冠状动脉的血运支配区域，可以得到连续的图像。因为切面图像是圆形的，对于室壁运动异常的观察较容易。缺点是如果切面成角不准确，造成斜切短轴会影响评价，斜切会使纵、横向的比例改变导致评价过大或过小（图 6-11）。

　　室壁运动异常的评价方法是观察心内膜面的移动距离和室壁厚度的变化（图6-12）。

　　因为各有优缺点所以两种方法一起评价更理想。

　　如前所述，正常的收缩运动作为基准，心内膜面移动距离减少的状态称为运动减退（Hypokinesis），心内膜面不发生移动的状态称为无运动或者运动消失（Akinesis），收缩期心内膜朝向外方运动的称为反向运动（Dyskinesis）（图 6-13 和表 6-2）。

　　另外一个评价方法就是评价室壁厚度变化。心肌和骨骼肌一样在收缩期缩短使

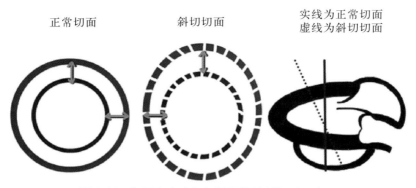

图 6-11　经胃左室中部短轴图像被斜切时示意图

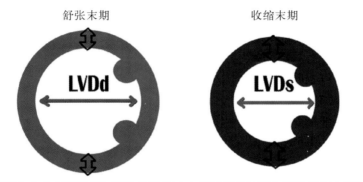

图 6-12　经胃左室中部短轴切面观察收缩期心内膜的移动距离和室壁增厚来评估室壁运动

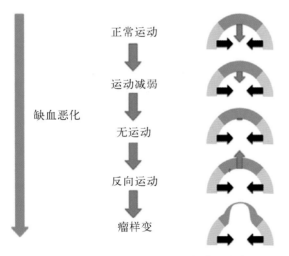

图 6-13　室壁运动异常的心内膜面位移

室壁厚度增加，在舒张期慢慢变薄。利用这个性质来测定收缩期和舒张期心室壁厚度的变化来判定节段性室壁运动异常。在同一部位测定舒张期和收缩期的室壁厚度，

正常心肌会增厚 30% ~ 50%，若没有变化则提示可能出现相对应支配的血流障碍。室壁运动障碍的部位收缩期心肌室壁厚度增加少。

发生心肌缺血时最为敏感的指标是收缩期室壁增厚的程度减少甚至消失，同时，心内膜的向心性运动减少也是易于识别的指标。当心肌的血供中断后的数秒就可发生 RWMA，较心电图和有创血流动力学监测的改变更早和更为敏感。节段性室壁运动的分级评分是临床上评估局部左室功能的常用方法（表 6-2）。

尽管新技术不断涌现（组织多普勒和彩色组织多普勒成像技术、应变和应变率、斑点追踪等），但建立在节段性室壁运动的半定量分级评分基础上的目测分析依然是临床上常用、可信的评价方法。

在评估室壁运动时，要考虑到一些情况：

表 6-2　节段性室壁运动的分级评分

室壁运动	心内膜位移	室壁增厚
1= 正常或运动亢进	向心性 > 30%	30% ～ 50%
2= 运动减弱	向心性 10% ～ 30%	< 30%
3= 不运动	无	无
4= 反向运动	收缩期离心运动	收缩期变薄
5= 室壁瘤	矛盾位移	舒张期变形

①由于受邻近心肌的牵制，通过心内膜移位来评估心肌缺血有高估心肌缺血面积的可能，而室壁增厚的评估更接近实际、更具特异性。

②当处于心室起搏、右心室高负荷、缩窄性心包炎等情况下，可引起与缺血相似的心内膜位移异常，需注意鉴别（这些情况下的收缩期室壁增厚是正常的）。

③注意避免出现超声切面中的室腔缩短和假性增厚的伪象。左室腔的缩短容易出现在 TEE 的食管中段四腔心切面，导致显示的左心腔缩短而室壁变厚，会造成心尖部 RWMA 的诊断遗漏。假性增厚是由于心脏的运动使超声声束未能与室壁垂直导致室壁被斜切形成的增厚假象，因此为了准确评估局部室壁运动，声束应与被检测的室壁垂直。

④经胃的左室中部短轴切面是临床上常用的监测心肌缺血的切面，但有研究显示仅依靠此单一切面容易导致 RWMA 检查的遗漏，应强调使用多切面分析 RWMA 的重要性。

第三节　心室壁节段

在左室室壁的分段上，美国超声心动图学会（SCA）推荐 16 节段模型（图 6-14），而美国心脏学会（AHA）推荐 17 节段模型，是在 16 节段的基础上增加了左室心尖顶帽为第 17 节段（表 6-3 和图 6-15）。尽管两者的分段编码不一致，但划分的室壁节段实质是一致的（除第 17 段），那就是将左心室从基底到心尖分为 3 个短轴层面：基底部、中部（乳头肌部）和心尖部，在基底部和乳头肌部将左室短轴分为前壁、前间隔壁、下间隔壁、下壁、下侧壁和前侧壁 6 个节段，而心尖部则有 4 个节段：前壁、间隔壁、下壁和侧壁。如同 TEE 标准切面的定义命名一样，有了统一的左室室壁分段，在讨论左室局部收缩功能时就有了相同的定位标准，具有很重要的意义。

左室的各节段可以通过多个 TEE 切面来区分，心肌缺血时可表现为相应的节段性室壁运动异常，并可依据冠脉的供血分布特点确定供血不足的冠脉分支血管。通常前降支提供左室前壁、前间隔以及心尖部的前壁和室间隔的血供。回旋支提供左室下外侧壁、前外侧壁和心尖部侧壁的血供。右冠状动脉供应右心室和左室下壁、下间隔以及心尖部下壁的血供（图 6-16）。临床上常使用食管中段和经胃左室多个标准切面来快速评估（图 6-17）。

室壁运动异常和支配冠脉血流之间的关系遵循以下原则：

1. 没有血流的领域心肌不收缩，但反

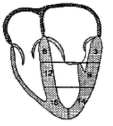
a. 四腔心切面

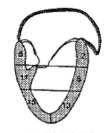
b. 两腔心切面

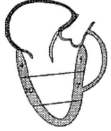
c. 左室长轴切面

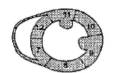
d. 左室中部乳头肌短轴切面

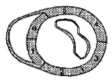
e. 左室基底部短轴切面

图 6-14　SCA 推荐的左室 16 节段示意图

过来不一定正确（血流再通后收缩不能恢复的情况也会存在）。

2. 冠脉血流障碍，其支配心肌不一定会出现室壁运动障碍（血流消失了但通过侧枝循环保留心肌收缩的情况也会存在）。

前文阐述了如何定位冠脉出现障碍的节段。在 TEE 下可以观察到心内膜移动减少等发生的室壁运动异常提示心肌缺血已经发展到了贯壁性的缺血。特别在冠脉血流中断造成急性冠脉血流障碍中，障碍血流的末端侧观察到室壁运动障碍，当理解了冠脉和分支与支配心肌之间的关系，顺藤摸瓜可以定位血流障碍的部位（图 6-18）。

左心室主要接受左冠状动脉（LCA）和右冠状动脉（RCA）两部分血液供应，但存在较大个体差异。

表 6-3　ASE 推荐的左心室 17 个节段，在左心室短轴中划分

基底部	中部	心尖
1 基底前壁	7 中部前壁	13 心尖前壁
2 基底前间隔	8 中部前间隔	14 心尖间隔
3 基底下壁间隔	9 中部下壁间隔	15 心尖下壁
4 基底下壁	10 中部下壁	16 心尖侧壁
5 基底下侧壁	11 中部下侧壁	17 心尖帽顶
6 基底前侧壁	12 中部前侧壁	

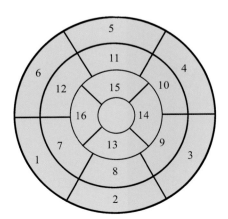

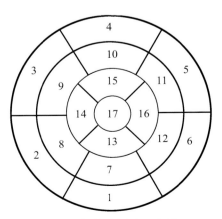

图 6-15　分别为 16 和 17 心室壁节段模型在左心室短轴中划分示意图

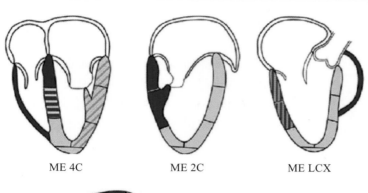

ME 4C   ME 2C   ME LCX

TG Mid

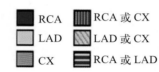

RCA
LAD
CX
RCA 或 CX
LAD 或 CX
RCA 或 LAD

图 6-16 右冠状动脉（RCA）、左前降支（LAD）和回旋支（CX）冠动脉的典型分布情况。患者动脉分布的差异在某些节段的冠脉灌注也可有变异

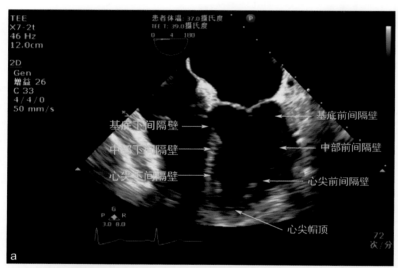

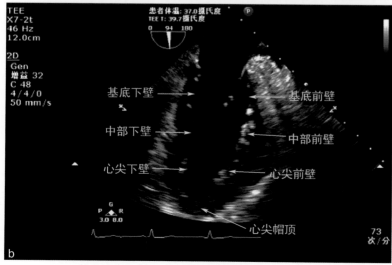

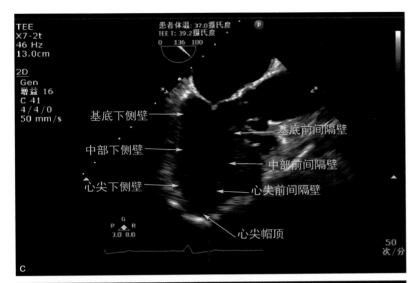

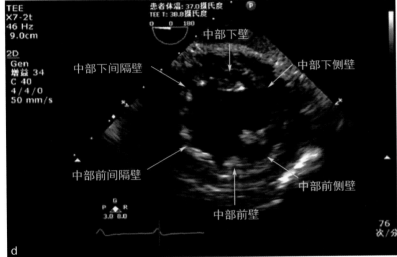

图 6-17　a. 食管中部四腔心；b. 食管中部两腔心；c. 食管中部左室长轴；d. 经胃左室中部各 TEE 切面中显示的室壁节段

　　左冠状动脉起源于左冠状窦的左主干动脉（LMS），在肺动脉后方分为左前降支（LAD）和回旋支（CX）。

　　LAD 动脉行走于室间沟内侧并通常在心尖周围与后降支动脉吻合，分为提供左心室前壁的 1 ～ 3 个对角支分支和供应室间隔前 2/3 的室间隔支。CX 动脉起源于 LMS 动脉，横向走行于左房室沟，供应钝缘和邻近左心室后壁的钝缘支，45% 的人群中供应窦房结。10% 的人群中，回旋支继续走行于左房室沟中供应左心室下壁，终于 PDA（后降支），被称为"左冠状动脉优势型"。

　　RCA 从右冠状动脉窦发起，在右房室沟中向心脏下缘下行，供应左心室下壁和室间隔后 1/3 区域。85% ～ 90% 的人中，其作为 PDA 终止于后室间沟，被称为"右冠状动脉优势型"。

　　了解冠状动脉的解剖结构有利于超声检查者在解释超声心动图中局部室壁运动变化时定位冠状动脉病变者对于接受冠状动脉血运重建手术的患者尤为重要。

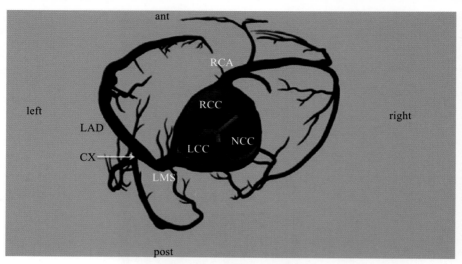

图 6-18 冠脉血流分布

RCC. 主动脉瓣右冠窦；LCC. 主动脉瓣左冠窦；NCC. 主动脉瓣无冠窦；LMS. 左主干动脉；LAD. 左前降支；CX. 回旋支；RCA. 右冠状动脉

（葛亚力 赵思文 傅 强）

主要参考文献

1. 宋海波，何怡华，赵晓琴，等．围术期经食管超声心动图监测操作的专家共识．中华医学会麻醉学分会专家共识．2014.

2. Lang RM, Bierig M, Devereux RB, et al. Recommendations of chamber quantification:a report from the American Society Echocardiography's Guidelines and Standards Committee and the Chamber Quantification Writing Group, developed in conjunction with European Association Echocardiography, a branch of the European Society Cardiology. J Am Soc Echocardiogr, 2005, 18:1440-1463.

3. Lang RM, Badano LP, Tsang W, et al. EAE/ASE recommendations for image acquisition and display using three-dimensional echocardiography. J Am Soc Echocardiogr, 2012, 25:3-46.

4. Thys DM, Abel MD, Brooker RF, et al. Practice guideline for perioperative transesophageal echocardiography. Anesthesiology, 2010, 112:1084-1096.

5. Schiller NB, Shah PM, Benefiel DJ, et al. Recommendations for quantitation of left ventricle by two dimensional echocardiography. American Society Echocardiography Committee on Standards, Subcommittee on Quantitation of Two-Dimensional Echocardiograms. J Am Soc Echocardiogr, 1998, 2:358-367.

6. Cerqueira MD, Weissman NJ, Dilsizian V, et al. Standardized myocardial segmentation and nomenclature for tomographic imaging of the heart. Circulation, 2002, 105:539-542.

第7章 TEE 评估左室舒张功能和右室功能

★要点

● 从经二尖瓣血流速度波形、肺静脉血流速度波形可以评估心脏舒张功能。

● 从经二尖瓣血流速度波形中得到 E/A 比、E 波的减速时间、A 波的持续时间、左室等容舒张时间来评估心脏舒张功能。

● 从肺静脉血流速度波形中得到 S/D 比、PVA 波的速度峰值和持续时间评估心脏舒张功能。

● 注意舒张功能假性正常化评估。

● 右室的非几何结构、收缩模式等特点使得右室功能评估面临更多困难。

第一节 TEE 评估心脏舒张功能

左室舒张功能障碍可单独或与收缩功能障碍并存，约有 50% 的心衰患者为舒张功能障碍导致的即射血分数正常的心力衰竭（heart failure with preserved ejection fraction，HFPEF），而舒张功能障碍与收缩功能障碍的治疗策略有明显区别，而且舒张功能障碍已成为围术期血流动力学不稳定和心脏手术患者预后不佳的常见原因，因而，左室舒张功能的评估越来越受到人们的重视。

一、舒张功能相关的生理基础

心室具有舒张期充盈和收缩期射血两种能力，左心室泵血功能的发挥取决于这两种能力的转换：舒张期具有顺应性的心腔（能在低左房压的条件下进行左心室的充盈）和收缩期具有僵硬性的心腔（室内压迅速上升，能在压力负荷下射血）。一旦左室舒张功能障碍，左室充盈压升高，充盈受损导致泵血功能下降。

舒张期定义为心动周期中主动脉瓣关闭到二尖瓣关闭的间期，包括等容舒张期、快速充盈期、减慢充盈期和心房收缩期。在等容舒张期，室内压迅速下降是主动的耗能过程，这一时相能够最佳呈现左室主动松弛的能力。当室内压低于左房压时二尖瓣开放进入舒张早期的快速充盈，随着血液经二尖瓣进入左室，房室之间的压力阶差逐渐减小进入左室充盈的静息期。最后是心房收缩左房压力升高形成了舒张晚期的左室充盈（图 7-1）。在健康成人心房收缩导致的左室充盈占总充盈量 15% ~ 30%，对左室充盈的贡献相对较小，但左室舒张功能下降时，舒张早期的充盈不足，左房则收缩增强来帮助左室充盈，成为了左室充盈中的重要组成，可达左室充盈量的 50%。最后当左室僵硬，充盈压升高到左房收缩也难以将血"挤入"左室，出现显著扩张，甚至成为肺静脉与左室间的通道。左房室间压力阶差形成的因素如左室舒张速度、弹性回缩力、左房容量等可影响舒张早期的左室充盈。而左室顺应性、心包限制、心率及节律等因素对舒张晚期的左室充盈影响较大。如当出现房颤

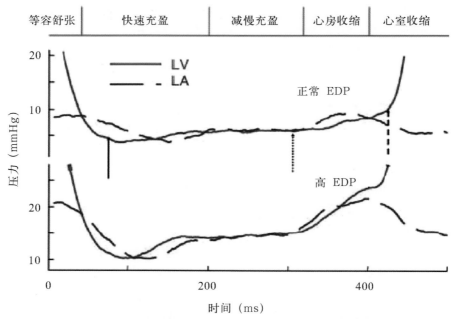

图 7-1　舒张期不同阶段的左房（LA）和左室（LV）压力曲线示意图

上图、下图分别为正常和增高的左室舒张末期压力（EDP）下的曲线图。等容舒张期左室压力迅速下降，曲线的第一个交点代表左室压力低于左房并由此导致二尖瓣开放和左室快速充盈。随着左室充盈的增加，房室压力趋于平衡进入减慢充盈。当心房收缩，房压再次高于左室压，形成舒张晚期的左室充盈即二尖瓣血流频谱中的 A 波。图中实线箭头所指为左室的最低压力；细虚线箭头所指为左房收缩前压力（pre-A pressure）；粗虚线箭头所指为舒张末期压力

时，失去了心房收缩对左室充盈的贡献，可导致左室前负荷和搏出量的明显减少。

　　左室舒张功能障碍通常是左室松弛受损，伴有或不伴有弹性恢复力（舒张早期抽吸力）下降和左室僵硬度增加导致心脏充盈压升高的结果，其病理过程首先表现为左室松弛受损、主动抽吸力下降所致的左室充盈障碍，逐渐发展为左室顺应性下降伴左房压升高，并能被二尖瓣血流多普勒所反映出来（图 7-2）。主要生理变化是充盈压升高。因此左室充盈压的评估显得尤为重要，可以通过一些简单、可行的超声心动图参数对左室充盈压和舒张功能进行分级评估。

二、评估左室舒张功能

1.二维超声心动图评估　通过二维超

声获得的结构信息包括左房大小、左室壁厚度、心包限制等都对左室舒张功能的评估提供重要的线索和依据。左室肥厚是舒张功能障碍的常见病因，这在患有高血压的老年人群中较为普遍存在。舒张期充盈也受外在限制，心包疾病如心包积液、心包粘连增厚如缩窄性心包炎将影响左室松弛容纳的能力。

　　左房大小和功能是评估左室舒张功能的重要指标（除外二尖瓣疾病），左室充盈压的升高使得左房压力上升以适应左室充盈的需要，并逐渐导致左房扩大。

2.左房的评估　左房通过其贮储（Reservoir）、通道（Conduit）和泵功能（Pump）功能影响左室的充盈。左房作为贮血池，储存心室收缩期和等容舒张期肺静脉回流入左房的血；然后在心室舒张早期充当管

道作用，将血被动地转运至左室；最后左房作为具有泵功能的心腔，在舒张末期的主动排空可以向左室提供 15% ～ 30% 的充盈量。左房的压力 - 容积曲线显示了不同心动周期阶段中的左房功能（图 7-3）。左房作为左室的上游心腔，其大小和功能受

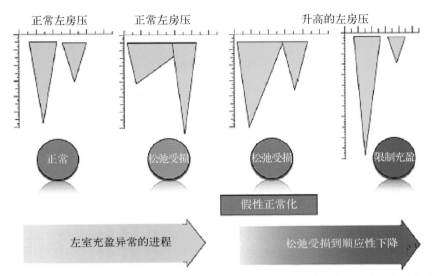

图 7-2 舒张功能由正常向松弛受损、顺应性下降的进展过程，伴左房压的升高及二尖瓣血流多普勒波形变化

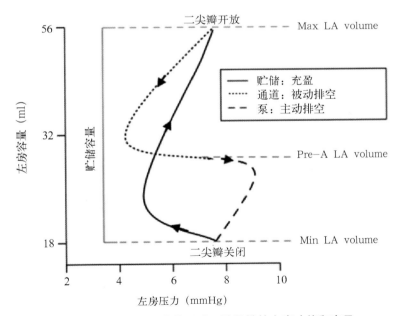

图 7-3 左房的压力 - 容量曲线反映了阶段性的左房功能和容量

其形似数字 8，曲线中实线段、细虚线段和粗虚线段分别反映了左房的贮储、通道和泵功能，并可以使用最大左房容量（Max LA volume，Vmax）、最小左房容量（Min LA volume，Vmin）和左房收缩前容量（Pre-A LA volume，VpreA）来定量评估，如可用（VpreA - Vmin）/ Vpre 来反映左房主动射血分数即左房的泵功能

85

到左室顺应性的影响，尤其是在舒张期。左房增大反映了左房压力的升高，是舒张功能障碍严重程度和持续时间的标志。

左房大小应在心室收缩末期左房最大时测量。TTE 检查通常从胸骨旁长轴切面使用 M 型或二维超声测量左心房前后位（AP）径线。而 TEE 检查时，左房经常无法完全被包括在图像内，需要结合不同切面来确定左心房的大小。需要理解的是用单一径线来描述左房大小时常不能反映左房的真正大小，因为左房的扩张受到周围胸腔器官如胸骨、脊柱的限制呈现非均匀扩大。因此 ASE 和 EAE 联合发布的指南中提出左房容量的测定优于径线的测量，能够准确地评价左房的非对称性重构，并推荐使用椭圆模式法或辛普森法计算（图 7-4）。在 2016 年美国超声心动图学会（ASE）/欧洲心血管影像协会（EACVI）联合发布的建议中把左房容积指数（LAVI）> 34ml/m² 作为左室舒张功能异常的判断指标之一。

三、多普勒超声评估

1. 二尖瓣血流多普勒 图呈双相波（正常窦性节律），包括舒张早期充盈产生的 E 波和舒张晚期左房收缩产生的充盈 A 波。舒张功能的评估主要包括舒张早期的 E 波和舒张晚期的 A 波的峰值速度、E/A 比值、E 波减速时间（deceleration time，DT）和等容舒张时间（isovolumetric relaxation time，IVRT）等。E 波反映了舒张早期房室间的压差，主要受到左室松弛影响。A 波受到左房压力和左室顺应性的影响，在健康成人 E/A 比值 > 1。当左室舒张功能受损，首先表现为左室松弛速度下降，左室内压力下降的速度减慢和房室间压力差减小，表现为等容舒张期时间延长、E 波峰值减小和充盈时间的延长即 DT 增加。同时为了维持心搏出量，心房在舒张晚期代偿性收缩增强，导致 A 波峰值增高和 E/A < 1，这就是舒张功能障碍的第一阶段松弛受损的二尖瓣血流多普勒特点。

随着病情进展，当左房压力逐渐上升而左室顺应性的下降使二尖瓣血流频谱有着近似正常功能的血流特征。

E/A > 1，称之为假性正常化。这时可以采用 Valsalva 动作或用肺静脉血流频谱、组织多普勒的方法来鉴别正常的舒张功能

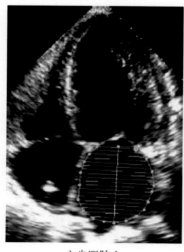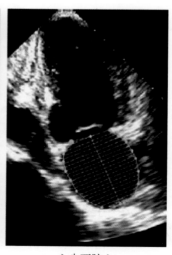

心尖四腔心　　　　　　　　　心尖两腔心

图 7-4 在左室收缩末期即左房最大时，使用心尖四腔心和两腔心切面双平面 Simpon's 法测量左房容积

或是舒张功能障碍的第二阶段（假性正常化）。

可以使用硝酸甘油、头低位、Valsalva动作可以鉴别正常和假性正常化。假性正常化在上述作用后心房压力降低，会出现舒张功能障碍的血流速度波形。二尖瓣环的组织多普勒及左室最高流入速度彩色多普勒受前负荷的影响小，可以用来鉴别正常和假性正常化。

随着顺应性进一步下降，左房压力和舒张末期充盈压显著升高，舒张早期的 E 波流速高且迅速达峰，呈现高尖的 E 波，DT 缩短。舒张晚期的左房也难以克服僵硬

的左室，形成小的 A 波，E/A > 2，此时左房仅成为肺静脉和左室间的容器和通道。这一阶段为舒张功能障碍的第三阶段即限制性充盈障碍，见图 7-5。

具体测量：在 ME 四腔心切面在二尖瓣上使用 PW，将采样容积放置在二尖瓣瓣尖的前端，从而得到经二尖瓣的流入速度波形。经二尖瓣血流波形中测量以下 4 个项目如图 7-6 所示：

（1）E/A 比；

（2）E 波的减速时间（decending time，DT）；

（3）A 波的持续时间（A wave dura-

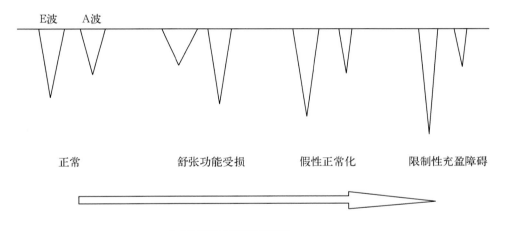

左室舒张功能障碍的进展

图 7-5　在左室舒张功能障碍不同阶段的二尖瓣血流多普勒波形变化特点

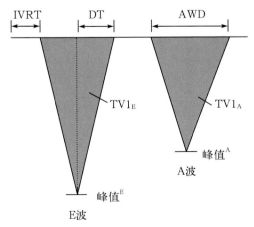

图 7-6　二尖瓣血流多普勒参数测量示意图

tion，AWD）；

（4）左室等容舒张时间（isovolumic relaxation time，IVRT）。

测量方法（图 7-7）：

（1）用 ME 四腔心扫出二尖瓣；

（2）使用 PW；

（3）将取样容积置于二尖瓣的尖端；

（4）测得血流速度波形。

取样容积的位置和左室流入速度波形有很大关系。取样容积在二尖瓣瓣尖的位置 E 波和 A 波的速度最快，在左房侧 E/

A 值下降，而在左室侧 E/A 值增加。因此在计算左室流入血流速度时，取样容积的位置非常重要，通常在二尖瓣瓣尖（图 7-8）。

2.肺静脉血流多普勒 包含收缩期的 S 波、舒张期的 D 波和反向的 A 波（Ar）（图 7-9）。其形成机制是左室收缩时，左房舒张以及二尖瓣瓣环下移，房内压下降致肺静脉血流入左房分别形成 S1 和 S2。D 波是由舒张早期流入左房的肺静脉血产生，而舒张晚期的 Ar 波由左房收缩形成，左房收缩把左房血挤入左室形成二尖瓣血流频谱的 A 波，同时也把血挤入没有静脉瓣的肺静脉形成 Ar 波。

常用来描述舒张功能特征的指标有 S/D，Ar 峰值和持续时间以及二尖瓣血流 A 波与 Ar 的持续时间差（DurAr-A）。

正常时的收缩期 S 波高于舒张期 D 波。在舒张功能障碍时肺静脉血流特征随左房压力改变而变化，在假性正常化阶段左房压升高，左室收缩期肺静脉血入左房流速减慢，S/D < 1。舒张晚期左房收缩时，左房血流进入顺应性差的左室减少而进入肺静脉增多，因而二尖瓣血流的 A 波下降，

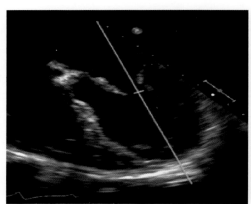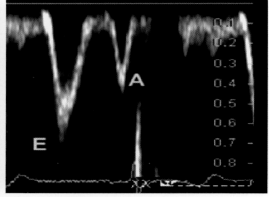

图 7-7 二尖瓣血流多普勒测量图

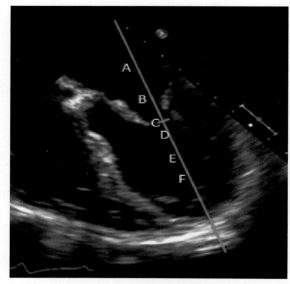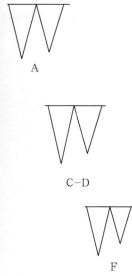

图 7-8 二尖瓣血流多普勒测量时取样容积位置选取的影响

肺静脉血流 Ar 峰值增加且持续时间延长，Dur（Ar-A）增加（图 7-10）。

肺静脉血流速度测量方法：

（1）得到肺静脉图像；

（2）PW 的取样容积放置在肺静脉左房结合部靠近肺静脉处 1cm。

使彩色多普勒的超声波方向和血流前进方向尽可能的平行。

图 7-11 所示为肺静脉血流和二尖瓣前向血流频谱：

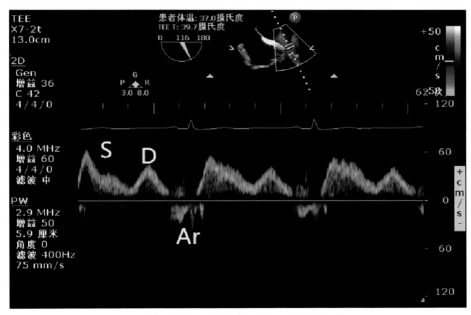

图 7-9　肺静脉血流多普勒 S、D 和 Ar 波

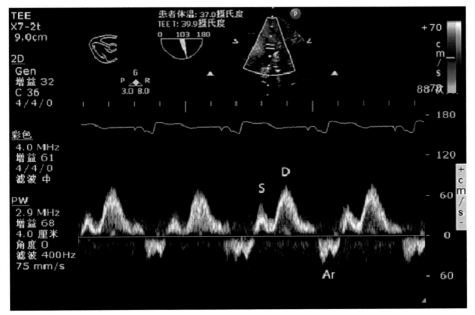

图 7-10　肺静脉血流多普勒波

S1 波：收缩期第 1 血流流速；

S2 波：收缩期第 2 血流流速；

D 波：舒张期血流流速；

PVA 波：心房收缩期逆行性血流流速；

IVR：等容舒张期；

DT：减速时间；

E 波：快速充盈期血流流速；

A 波：心房收缩期血流流速。

3. 评价正常　S/D 比值为 1 或比 1 略大是正常的，PVA 波的最高速度不超过 35cm/s。PVA 波持续时间变长，一般应比经二尖瓣的血流速度波形的 A 波更短。

四、由舒张功能低下（poor relaxation）到限制性功能障碍

左室流入血流速度波形的 E 波和同样舒张期流入的 D 波在舒张功能低下时都会同样降低，S/D 比值升高。PVA 波是心房收缩的代偿性增大的反应性增高。所以舒张功能障碍加重之后 D 波和 E 波一样会反向增高，S/D 比值下降。此时 PVA 波增高且持续时间延长。

1. 假性正常化　S/D 比值随着舒张功能障碍的加重一开始升高，再加重后比值随之降低，同 E/A 比值一样鉴别正常和假

性正常化并不简单。但 PVA 随着舒张功能障碍加重会一直增高，持续时间也会延长。所以 PVA 波的最大速度和持续时间可以用于正常和假性正常化的鉴别。但到达限制性功能障碍时 PVA 波的高度就降低了。随着左室舒张功能障碍的进展其肺静脉血流波形的变化如图 7-12。

2. 组织多普勒　成像（TDI）与血流多普勒不同，检测的是心肌组织运动速度的技术，其受前负荷影响较小。TDI 技术测定二尖瓣环的运动速度是快速评估左室舒张功能的常用方法。

TEE 食管中段四腔心切面的二尖瓣环侧壁或间隔壁的 TDI 频谱呈现一个负向的收缩期 S′波、舒张早期的 E′波和舒张晚期的 A′波（图 7-13）。舒张早期的 E′波与左室舒张性能相关，左室充盈压对 E′的影响小，其在舒张功能障碍的各阶段均下降。二尖瓣血流 E 波与 E′的比值 E/E′被用来评估左室充盈压和舒张功能，在 2016 年 ASE/EACVI 联合发布的建议中把二尖瓣瓣环的 E′速度（室间隔 E′< 7cm/s，侧壁 E′< 10cm/s，平均的 E/E′比值 > 14 作为舒张功能障碍的评价标准。

3. 舒张功能障碍的诊断与分级　2016

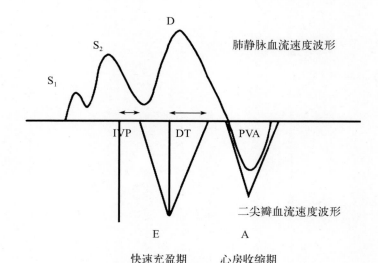

图 7-11　肺静脉血流和二尖瓣前向血流频谱的整合示意图

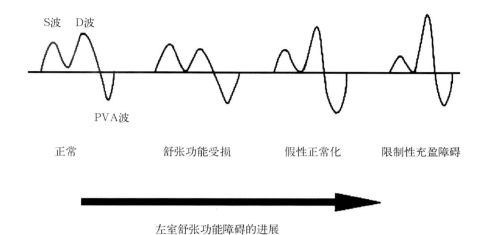

图 7-12　肺静脉血流波形在左室舒张功能障碍不同阶段的变化

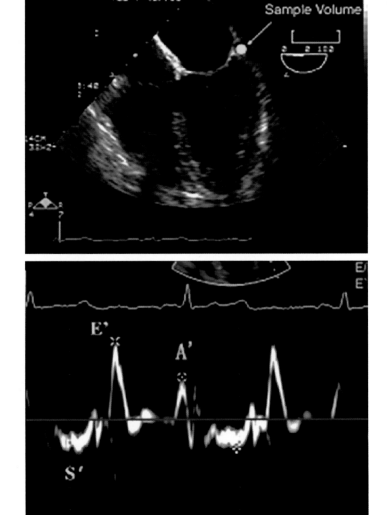

图 7-13　二尖瓣环侧壁 TDI 取样点和收缩期 S′ 波、舒张期的 E′ 波和 A′ 波

年 ASE/EACVI 发布的舒张功能评估的指南中对 2009 年版本的指南做出了修改，提出舒张功能评估建议应用综合手段评估左室充盈压和舒张功能不全分级，包括多个二维和多普勒参数指标。并针对舒张功能评估中显得过于繁琐的多种参数和评估流程进行简化以增强其在日常临床工作中的实用性。该指南推荐用于识别舒张功能不全的 4 个指标及其临界值分别是：二尖瓣瓣环的 e′ 速度（室间隔 e′ < 7cm/s，侧壁 e′ < 10cm/s），平均 E/e′ > 14，左房容积指数 > 34ml/m²，TR 峰值流速 > 2.8m/s，表 7-1 显示了舒张功能障碍不同分级的总结。上述评估舒张功能的 4 个指标中，两者以上均未达到临界值，提示左室舒张功能正常；而两者以上均超过临界值，提示左室舒张功能异常；如果恰好两者未达到临界值，则结论不可确定。图 7-14、图 7-15 分别显示了射血分数正常的患者左室舒张功能评估的诊断与分级流程图。

表 7-1　不同左室舒张功能阶段的左室松弛、充盈压和二维及多普勒指标

	正常	Ⅰ级	Ⅱ级	Ⅲ级
左室松弛	正常	受损	受损	受损
左房压	正常	降低或正常	升高	升高
二尖瓣 B/A 比值	≥ 0.8	≤ 0.8	0.8 ～ 2	> 2
平均 B/e′ 比值	< 10	< 10	10 ～ 14	> 14
三尖瓣反流（TR）最大流速（m/s）	< 2.8	< 2.8	> 2.8	> 2.8
左房容积指数	正常	正常或升高	升高	升高

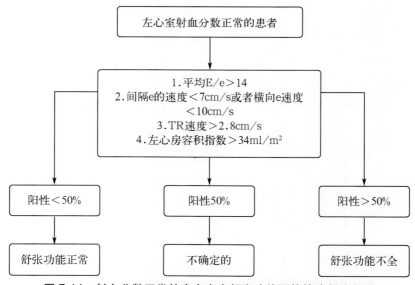

图 7-14　射血分数正常的患者左室舒张功能评估的诊断流程图

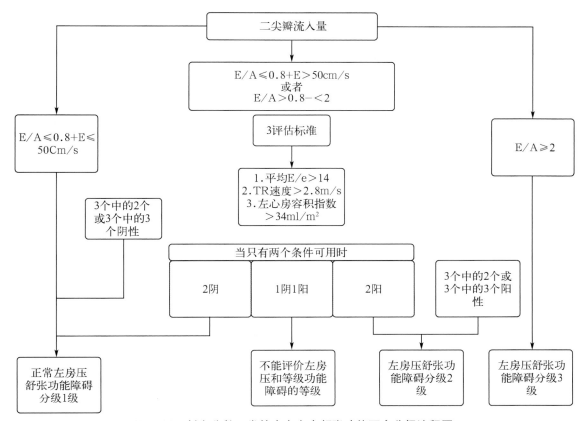

图 7-15　射血分数正常的患者左室舒张功能不全分级流程图

第二节　TEE 评估右室功能

相比于左室功能，以往对右室功能的评估并不受重视。近年来，随着右室功能和左右心室交互作用的认识加深，右室在维持血流动力学稳定的重要性使得右心室评估逐步受到重视和应用，美国超声心动图学会 ASE 也在 2010 年发布了成人右心收缩功能评估指南。但与左室不同，右室的非几何结构、收缩模式等特点使得右室的功能评估面临更多的困难。与二维超声比较，实时三维超声 RT-3DE 不依赖心腔的几何形态，能直接呈现心脏的三维立体结构，在右心室功能的评估方面具有优势。

一、右室的结构

右室是非对称性的复杂的心腔，其解剖结构可分为流入道与流出道两部分，并与左室共用室间隔。在食管中段右室流入流出道切面中可见三尖瓣和右室小梁组成的流入道，以及漏斗部和肺动脉瓣组成的流出道，中间可见粗大的调节束，注意避免将此误认为肿物或血栓。

与左室相比较，右室承受较低的肺动脉阻力，室壁薄（不超过左室壁的 1/2），顺应性较高。在经胃左室中部短轴切面上，右室呈新月形，室间隔凸向右侧。右室后负荷增加时，急性者表现为右室扩张，室间隔变平，甚至凸向左侧形成"D"字征。慢性者表现为右室向心性肥厚。由此可见，RV 大小和室壁厚度的测量对于 RV 功能的评价是不可缺少的。

室间隔的运动在评价和区分右室容量超负荷和压力超负荷具有重要的作用。在容量超负荷的情况下，室间隔的最大偏曲发生在舒张末期，而在压力超负荷时，室间隔最大偏曲发生在收缩末期和舒张早期。

二、右室收缩功能

1. 右室局部收缩功能 相比于左室，右室结构的复杂性以及相对较小的收缩位移使得右室的局部收缩功能评估变得困难。因此轻度的右室局部收缩功能减退难以被监测和诊断，往往是存在室壁运动严重下降、不运动或反向运动时才会被诊断为右室局部功能障碍。右室局部功能受损最常见于右冠状动脉及其分支狭窄的患者。另外，右室前游离壁的一部分可由左冠前降支的圆锥支供应，该血管闭塞时也可导致右室局部功能障碍。除了冠状动脉闭塞，心脏手术中的一些因素也是引起右室缺血性损伤的原因，例如右室心肌保护不佳尤其是逆行灌注时；右室前部暴露在室温环境下且受手术灯加温效应；右冠易于发生气栓等。

一旦发生右冠闭塞可导致右室及左室下壁的室壁运动异常，并可引起右房、右室扩大，三尖瓣反流和室间隔反常运动等的右室梗死的辅助征象，若存在卵圆孔未闭，可产生右向左的反向分流。

2. 右室收缩功能评估

径线测量

TEE 的食管中段四腔心切面是评估右室结构和功能最常用的切面，在进行右室测量时注意显露左室心尖，才能测得右室的最大径线，角度通常是在 $10°$ ~ $20°$ 显示出三尖瓣环最大径，测量右室的长径和基底部直径与中部直径（图 7-16），通常右心室长轴径线不超过左室的 2/3。其相应径线的参考值见表 7-2。

三、三尖瓣收缩期位移

三尖瓣收缩期位移（TAPSE）是基于长轴径线上的缩短分数的运用，常用于评估右心室的收缩功能。由于右室收缩主要依赖纵向肌小梁的运动，纵向运动对右心室收缩功能贡献约占 75%，而三尖瓣环运动主要发生在外侧部，因此测量三尖瓣外侧瓣环收缩期长轴方向的运动幅度即三尖瓣收缩期位移与右室射血分数具有很好的相关性，是有效的评价右室整体收缩功能的指标。TAPSE 可在食管中段四腔心或经胃的右室流入道切面上测量侧瓣环的收缩期位移距离（图 7-17），正常值 $\geq 16mm$。

1. 面积测量 在食管中段四腔心切面

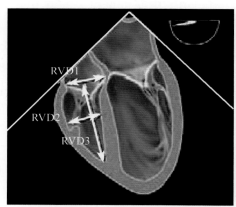
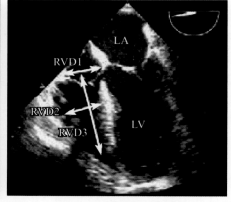

图 7-16 在食管中段四腔心切面，调整角度选取最大的右心室（RV）获得最佳图像，测量 RV 径线

表 7-2　右心室内径的参考值

	参考范围	轻度异常	中度异常	重度异常
右心室径线				
右心室基底部直径（RVD 1），cm	2.0～2.8	2.9～3.3	3.4～3.8	≥3.9
右心室中部直径（RVD 2），cm	2.7～3.3	3.4～3.7	3.8～4.1	≥4.2
右心室心尖长度（RVD 3），cm	7.1～7.9	8.0～8.5	8.6～9.1	≥9.2

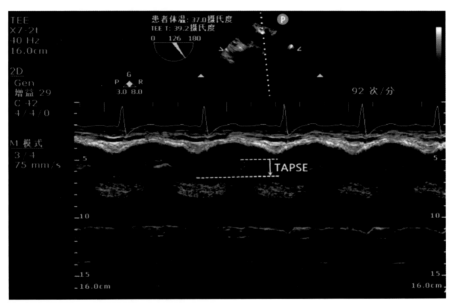

图 7-17　三尖瓣收缩期位移（TAPSE）的测量

上右室显示为倒三角形，右心室舒张末期面积通常不超过左室的 60%。若右室容量负荷过重，右心腔扩张，其形状由三角形变圆。在食管中段四腔心切面上心尖部由左室腔构成，当右室构成心尖部的一部分也说明存在右室扩张。如果右室轻度扩大，右室腔面积超过左室面积的 2/3；右室中度扩大，右室腔面积与左室面积相当；而右室显著扩大时呈圆形，右室腔面积超过左室腔面积，心尖也由右室形成，室间隔趋于变平，甚至出现矛盾运动。通过右室与室间隔形态的变化可以对右心室功能进行快速的定性评估，尤其是在循环急危重症时很有帮助。

2. 右室腔面积测量　面积测量在食管中段四腔心切面进行，角度通常是在 10°～20° 显示出三尖瓣环最大径，测量右室舒张末期和收缩末期面积，其参考值见表 7-3。

3. 面积变化分数（FAC）

FAC＝（RVEDA-RVESA）×100/RVEDA

RVEDA＝右室舒张末期面积，RVESA＝右室收缩末期面积

FAC 是一种评估右室收缩功能的简便方法，FAC 在食管中段四腔心切面测量（图 7-18），正常值为 32%～60%。可应用 FAC 进行右心功能不全分级，FAC

表 7-3　右心室面积及面积变化分数参考值

	参考范围	轻度异常	中度异常	重度异常
RV 舒张期面积（cm²）	11～28	29～32	33～37	≥38
RV 收缩期面积（cm²）	7.5～16	17～19	20～22	≥23
右心室面积分数变化（%）	32～60	25～31	18～24	≤17

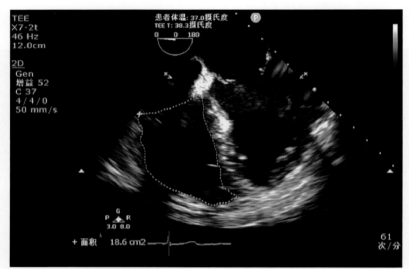

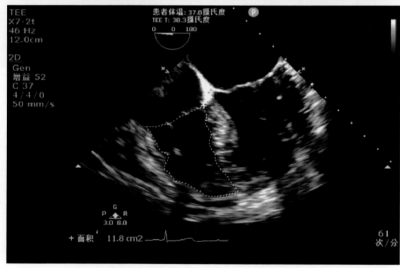

图 7-18　食管中段四腔心切面分别测量 RVEDA 和 RVESA，计算出 FAC

25%～31% 为轻度、FAC 18%～24% 为中度、低于 17% 为重度。由于右室形状不规则，二维超声难以像左室测量一样应用数学模型假设，而实时三维超声的发展，使容积测量不需要几何假设，其测量结果与磁共振成像相关性良好，将是右室功能评估发展的方向。

4. 右室压力变化速率（dp/dt）　当有三尖瓣反流时，可以用右室收缩期压力上升的速率 dp/dt 来反映右室的收缩力。方法是应用连续多普勒频谱测定三尖瓣反流速率从 1m/s 升高到 3m/s 所需的时间，通过简化的伯努利方程（P=4V^2）。

dp/dt（mmHg/s）=32（mmHg）×1000/dt（ms）

dp/dt 值≤ 1000mmHg/s 提示右室收缩功能下降。

5. 右室 Tei 指数 即心肌性能指数（myocardial performance index，MPI）是评估右心室整体收缩和舒张功能的方法，不受右心室几何形态的限制，并且受心率和负荷的影响小。右室 Tei 指数为右室等容时间与射血时间之比，即 Tei 指数 =（右室等容收缩时间 + 等容舒张时间）/肺动脉瓣射血时间，计算方法如图 7-19。右心功能不全的情况下，等容收缩与舒张时间延长而射血时间缩短，Tei 指数增加。右室 Tei 指数的正常参考值为 0.2 ～ 0.4，＞ 0.4 提示右室功能减退。

6. 组织多普勒（TDI） 三尖瓣环收缩期峰值速度（tricuspid annular peak systolic velocity，S′），用组织多普勒成像来测量三尖瓣环或右室游离壁基底段纵向位移速度来评估右室的收缩功能，RV s′ 是一项简单可重复的测量，正常 RV s′ ≥ 10cm/s。测量同样在食管中段四腔心切面，脉冲多普勒取样容积置于三尖瓣环或右室游离壁基底段的中间，由收缩期的 S′ 波和舒张期的 E′ 和 A′ 组成（图 7-20）。与左室舒张功能评价相似，可通过 TDI 测定舒张早期的运动速度 E′、舒张晚期的运动速度 A′ 及 E′/A′ 和三尖瓣舒张早期的血流速度 E 和三尖瓣环舒张早期运动速度 E′ 之比（E/E′）反映右心室的舒张功能，当右室舒张受损时表现为 E′ 波下降，E′/A′ ＜ 1，且减速时间延长。

四、右室舒张功能评估

1. 三尖瓣血流多普勒 与通过二尖瓣血流特点评估左室舒张功能相似，右室舒张功能可以通过三尖瓣血流的速度和模式来评价。与二尖瓣相比，三尖瓣环较大，其最大跨瓣血流速度低于二尖瓣。同样，将取样容积置于三尖瓣瓣尖下方，使用脉

$$\text{Index} = \frac{a-b}{b} = \frac{(\text{ICT}-\text{IRT})}{\text{ET}}$$

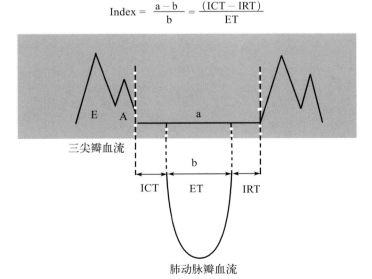

图 7-19 右室 Tei 指数计算

E. 三尖瓣舒张早期血流；A. 三尖瓣舒张晚期血流；ICT. 等容收缩时间；IRT. 等容舒张时间；ET. 射血时间；a. 总和时间；b. 射血时间

冲多普勒可得到舒张早期的 E 波和舒张晚期的 A 波（图 7-21）。E 波和 A 波正常分别约为（45±7.5）cm/s 和（30±8.1）cm/s。正如左室舒张功能评估一样，运用三尖瓣血流的 E 与 A 的比值以及 E 峰减速时间 DT 来判断右心室舒张功能。一般情况下，正常成人舒张早期的 E 波大于舒张晚期的 A 波，E/A＞1；当右室主动松弛受损时，

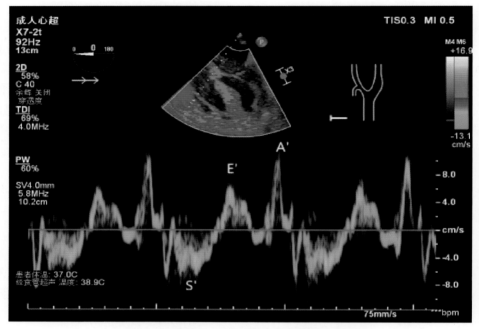

图 7-20　TDI 三尖瓣环收缩期峰值速度测量

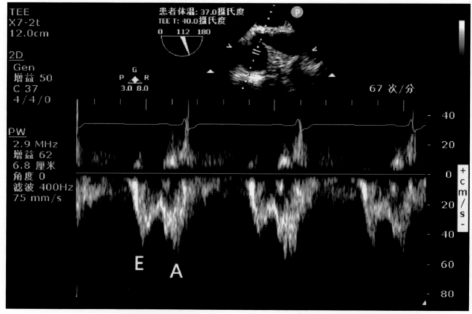

图 7-21　改良的食管中段双腔静脉切面显示三尖瓣血流 PW 的舒张期 E 波和 A 波

E 波峰值降低，而 A 波峰值增加，出现 E/A < 1。当右心室顺应性减低，右心房压力升高，三尖瓣口跨瓣压差增加导致右心室充盈形式呈假性正常化。随着疾病的进展，右心房压力显著升高则导致限制性充盈，E/A > 1.5，DT < 120ms。

2. 肝静脉血流多普勒　与应用肺静脉血流来评估左室功能相似，肝静脉血流可用来评估右心充盈和右室功能。典型肝静脉血流由收缩期 S 波、舒张期 D 波和心房收缩产生的逆向 Ar 波组成，有时还可见收缩期末逆向的 V 波（图 7-22）。收缩期 S 波是收缩期心房舒张和三尖瓣环前向运动导致右房压力下降，肝静脉血回流入右房产生。舒张期 D 波是右室舒张、三尖瓣开放所致。Ar 波是舒张晚期心房收缩产生的逆向波。低平的 S 波和高耸的 D 波往往提示右室功能障碍。而重度的三尖瓣反流可以导致收缩期逆向波。

3. 右室心输出量的测量　和测量左室心输出量相同的原理，在没有明显三尖瓣反流时，可以运用脉冲多普勒测量右室流出道（RVOT）的 VTI 值，再测得 RVOT 的内径就可以计算出右室每博量（SV）和心输出量（CO）（图 7-23）。

五、右房压与肺动脉压的超声评估

1. 右房压的超声评估　联合下腔静脉内径和呼吸变异度来估测右房压（RAP）已被指南推荐和临床应用。自主呼吸下吸气时胸腔的负压使得下腔静脉内径减小，TEE 可方便地测量自主呼吸周期中的下腔静脉内径的最大值（IVCmax）与最小值（IVCmin）（图 7-24），即可计算 IVC 吸气塌陷率 =（IVCmax − IVCmin）/IVCmax，从而估测 RAP（表 7-4）。

表 7-4　估测右房压

IVC 内径 （mm）	IVC 吸气塌陷率 （%）	RAP （mmHg）
≤ 21	> 50	0 ~ 5
> 21	> 50	5 ~ 10
> 21	< 50	10 ~ 20

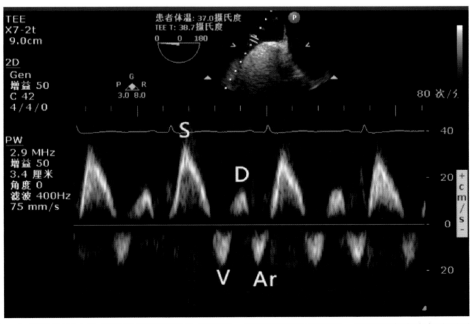

图 7-22　在经胃切面右旋探头见下腔静脉和肝静脉，PW 肝静脉血流图，注意超声声束与血流方向一致

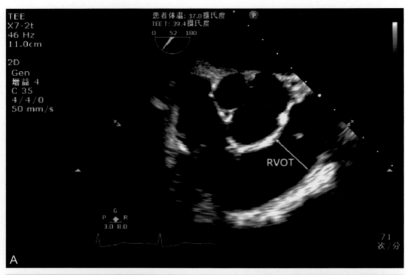

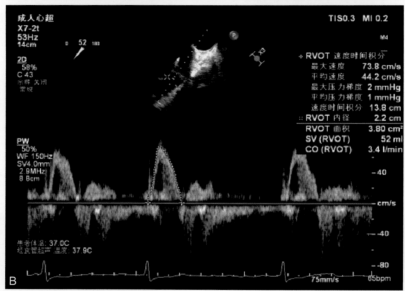

图 7-23　A. 在食管中段右室流入流出道切面测量 RVOT 内径可以得到 RVOT 截面积；B. 食管上段主动脉弓短轴切面 PW 测量 RVOT 的速度时间积分（VTI），结合心率即可计算 SV 和 CO

　　2. 肺动脉压的超声评估　有三尖瓣反流的情况下，可用连续多普勒估测右室和肺动脉压，这也是评价右心功能的常用参数。与左室相比，右室往往难以耐受急性升高的后负荷，如急性 CO_2 蓄积、肺动脉栓塞、心脏移植后等。通过测得三尖瓣反流的峰值流速，根据 $\Delta P=4V^2$，可获得右房与右室的压力阶差，加上右房压（用中心静脉压替代）即可得到右室收缩压。在无右室流出道梗阻、肺动脉瓣狭窄的情况下可准确地表示肺动脉收缩压。连续多普勒测量三尖瓣反流可在食管中段四腔心、右室流入流出道或改良的双腔静脉切面进行，注意超声声束与反流束方向一致（图 7-25）。

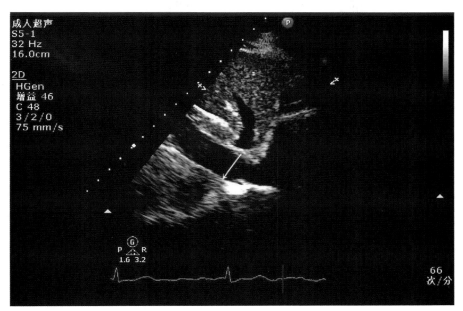

图 7-24　经胃的切面右旋探头可见 IVC，需调整切面获得其最大管腔并在 IVC 与 RA 交界下 1 ～ 2cm 处二维或 M 型超声测量 IVC 内径，注意测量径线需与下腔静脉长轴保持垂直

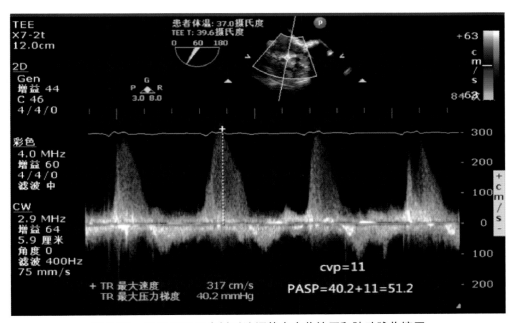

图 7-25　利用 CW 三尖瓣反流评估右室收缩压和肺动脉收缩压

（葛亚力　赵思文　于　晖）

主要参考文献

1. Nagueh SF, Appleton CP, Gillebert TC, et al. Recommendations for the evaluation of left ventricular diastolic function by echocardiography. J Am Soc Echocardiogr, 2009, 22:107-133.

2. Sharkey A, Mahmood F, Matyal R. Diastolic dysfunction—What an anesthesiologist needs to know? Best Practice & Research Clinical Anaesthesiology, 2019, 33:221-228.

3. Blume GG, Mcleod CJ, Barnes ME, et al. Left atrial function:physiology, assessment, and clinical implications. Eur J Echocardiogr, 2011, 12:421-430.

4. Lang RM, Bierig M, Devereux RB, et al. Recommendations of chamber quantification:a report from the American Society Echocardiography's Guidelines and Standards Committee and the Chamber Quantification Writing Group, developed in conjunction with European Association Echocardiography, a branch of the European Society Cardiology. J Am Soc Echocardiogr, 2005, 18:1440-1463.

5. Nagueh SN, Smiseth OA, Appleton CP, et al. Recommendations for the Evaluation of Left Ventricular Diastolic Function by Echocardiography:An Update from the American Society of Echocardiography and the European Association of Cardiovascular Imaging. J Am Soc Echocardiogr, 2016, 29:277-314.

6. Rudski LG, Lai WW, Afilalo J, et al. Guidelines for the echocardiographic assessment of the right heart in adults:a report from the American Society of Echocardiography endorsed by the European Association of Eehocardiography, a registered branch of the European Society of Cardiology and the Canadian Society of Echocardiography. J Am Soc Echocardiogr, 2010, 23:685-713.

7 Porter TR, Shillcutt SK, Adams MS. et al. Guidelines for the Use of Echocardiography as a Monitor for Therapeutic Intervention in Adults:A Report from the American Society of Echocardiography. J Am Soc Echocardiogr, 2015, 28:40-56.

第8章　TEE 评估瓣膜病变

瓣膜疾病的定性和定量评估是麻醉医师需要了解的领域。本章将先介绍基本方法，然后围绕二尖瓣反流、二尖瓣狭窄、主动脉瓣反流、主动脉瓣狭窄的严重程度评估，来详细介绍临床上使用的评估方法。

第一节　计算瓣口面积

★要点

● 二尖瓣面积的计算方法包括切面测量法、多普勒方法（连续方程、PISA 法、PHT 法、DT 法）。

● 着重学习 PHT 法和 DT 法。

● 测量主动脉瓣面积的方法包括切面测量法、多普勒方法（连续方程）。

评估主动脉狭窄（AS）和二尖瓣狭窄（MS）严重程度时，需要对瓣口面积、压差等评估项目进行综合评价。

一、二尖瓣瓣口面积的计算方法（mitral valve area，MVA）

根据二尖瓣的瓣口面积来评估二尖瓣狭窄的严重程度，见表 8-1。

表 8-1　二尖瓣面积及狭窄程度分级

	正常	轻度	中度	重度
MVA (cm^2)	4～6	1.6～2	1～1.5	<1

二尖瓣的测量方法有四种，包括切面测量法、PISA 法、压力减半时间、减速时间法。

1. 切面测量法　首先得到二尖瓣短轴切面即经胃基底部二尖瓣短轴切面，选择面积测量按钮，然后描记瓣口开放的面积，测量瓣尖最小瓣口面积。在经胃左室基底部切面，超声波束和二尖瓣环是平行的，而二尖瓣是类似马鞍型的立体结构，所以很难描记出二尖瓣尖整体。二尖瓣钙化造成结构改变，可能会低估二尖瓣瓣口面积，因此评价时要注意。

连续方程：MVA（cm^2）=LVOT 横截面积（cm^2）×LVOT 速度时间积分（cm）/二尖瓣速度时间积分

2. PISA 法　PISA 法又称近端等速表面积法，见图 8-1。由于只有在明显反流的情况下才会出现血流汇聚，因此，近端等速血流围绕反流口形成半球形，这一形状的出现提示严重二尖瓣反流的可能性，并且提醒心脏超声心动图检查者需要进一步检查，见图 8-2。

MVA（cm^2）=PISA 表面积（cm^2）× α°/180°× 折返速度（m/s）÷二尖瓣流入最高速度（m/s）

PISA 法也可以用来测量二尖瓣反流的有效反流面积和反流量。

3. 压力减半时间（pressure half time，PHT）　随着二尖瓣狭窄病程进展，左房和左室之间压差越来越小，当压差达到最大值一半的时间（PHT）也在延长。得到 PHT 之后，利用以下的公式就可以很简单的知道 MVA。左室流入 E 波速度最大值开始到最大值的 1/√2（约等于 0.7）速度时所

四腔心切面

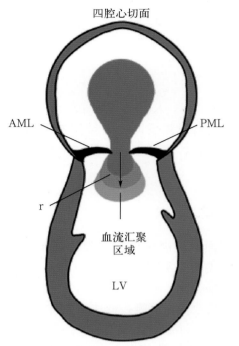

图 8-1 PISA 法图示食管中段四腔心切面中左房 左室（LV）图

AML. 二尖瓣前叶；PML. 二尖瓣后叶；r. 汇聚区 域半径

需要的时间。

$$MVA（cm^2）=220/PHT（ms）$$

4. 减速时间（deceleration time，DT） *法* 和 PHT 方法相似，二尖瓣重度狭窄后 左室流入 E 波的速度峰值越高减速时间越 长。DT 就是 E 波的最高流速到流速为零所 经历的时间。

$$MVA（cm^2）=759/DT（ms）$$

使用多普勒方法测量，PHT 和 DT 法 测量项目少，在临床上比连续方程和 PISA 法使用更加简单（图 8-3）。

左室舒张功能障碍或者合并主动脉瓣 反流时，PHT 变短，计算出的 MVA 会比 实际值大，产生误差。合并房颤时，不要 只评估一个心动周期，要连续观察几个心 动周期，得出中间值。

二、主动脉瓣瓣口面积（aortic valve area，AVA）

AVA 的正常值以及根据 AVA 评估主动 脉瓣狭窄的情况见表（表 8-2）。

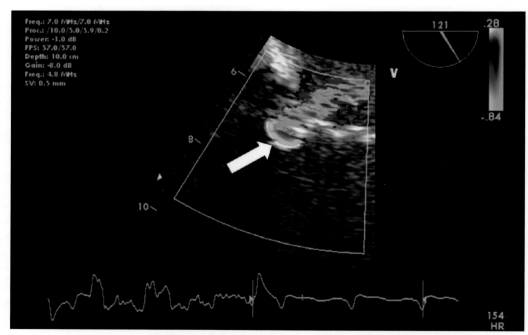

图 8-2 TEE 切面显示：二尖瓣关闭不全反流时在左室内可见反流汇聚区域

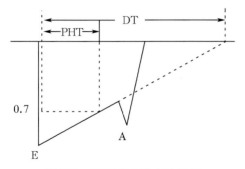

图 8-3　PHT 和 DT 方法图示

表 8-2　主动脉瓣面积及狭窄程度分级

	正常	轻度	中度	重度
AVA（cm²）	2.6～3.5	1.0～1.5	0.8～1.0	< 0.8

切面测量法时，要将增益调整到最适，必须描记出瓣膜口最狭窄之处。主动脉瓣尖钙化会影响瓣膜结构，可能会造成评估得到的瓣口面积过小，必须要注意。增益越大评估得到的值越小。测量时，先得到 ME 中段主动脉瓣短轴切面，然后使用 Freeze 键，在收缩期描记出瓣口面积。

连续方程：AVA（cm²）＝左室流出道速度时间积分（cm）× 左室流出道截断面积（cm²）/ 主动脉瓣速度时间积分（cm）。

第二节　评价二尖瓣反流的严重程度

★要点
● 全身麻醉下 TEE 观察的 MR 严重程度会低于术前评估。
● 评价前要确认图像的设定是合适的。
● 取严重程度最重的评价意见。

一、二尖瓣反流的主要原因

二尖瓣反流（mitral regurgitation，MR）是某些原因造成二尖瓣的闭合障碍，血流随着压力差从左心室反流回左心房的状态。形成的原因不局限于二尖瓣自身的病变，其附着的腱索、乳头肌、左心室的解剖学变化都可能引起 MR 的产生（表 8-3）。

表 8-3　MR 的主要原因

二尖瓣自身的病变	二尖瓣的支撑组织的变化
（1）黏液样变	（5）腱索断裂
（2）风湿样变	（6）乳头肌断裂（缺血或者感染）
（3）感染性心内膜炎	（7）二尖瓣瓣环扩大（心肌梗死后，扩张型心肌病等）
（4）先天异常	

在实际操作中血流评价的第一印象很重要。首先使用二维切面来观察心脏，重度 MR 会导致全心的形态异常。MR 的心脏图像随着病情的进展而不同，可能出现以下情况：

（1）左心房扩大；
（2）左心室扩大；
（3）右心室扩大；
（4）二尖瓣异常；
（5）房颤。

在实际操作中，血流测量之前要掌握 TEE 用于 MR 严重程度评价时用到的方法，包括彩色多普勒测、连续多普勒测量以及其他。同时要注意全身麻醉的影响，因为 MR 的严重程度是由二尖瓣反流量决定的，这些受心排量、体循环阻力（血压）的影响。全身麻醉下行 TEE 时，由于麻醉药物使血管扩张的作用，血管阻力比清醒时要低，所以 MR 的程度比术前要轻。

还要注意在进行评价之前，要确认彩色多普勒的设定是适宜的。为了少进行多余的计算，将取样窗尽量限制在反流血流的范围附近；旋转增益按钮，将彩色增益调整到无血流处干扰最小的状态；若出现血流的混叠现象（aliasing），要考虑血流速度的标尺（Nyquist limit）选择是否合适。若标尺选择不合适，速度不高的返流可以能被过大评价。现在自动调整的装置很多，在测量之前就调整好是最佳选择。

二、评价方法

1. 反流面积　最普遍的 MR 评价法，在彩色多普勒模式下测定最大反流面积。如前所述，可能出现依赖于前负荷、后负荷的变化。

2. 缩流径（Vena contracta，VCW）反流束最小截面宽度　反流最狭窄的地方称

为反流束最小截面。VCW 不受前负荷等血流动态变化的影响。测定 VCW，其值可以用来划分 MR 严重程度。

3. 偏心性反流束　沿着左心房壁弧度反流的偏心性反流束，可以被划分为重度反流。

4. CW 多普勒模式评价 MR 反流的严重程度　重度 MR 特征包括信号强（鲜明的白色）、收缩早期呈现波峰，后迅速消退。

三、划分严重程度

通过上述方法综合评估严重程度。由前所述，最常见的方法是使用彩色多普勒进行严重程度分类（表8-4）。

表 8-4　二尖瓣反流严重程度分级

	轻度	中度	重度
反流面积（cm^2）	< 4	4～8	> 8
缩流径（mm）	< 3	3～6.9	≥ 7
左室流入血流（PW）			
肺静脉血流（PW）			收缩期反流
反流频谱的密度（CW）			密
反流频谱的形状（CW）			收缩早期呈波峰的三角形

第三节　评价二尖瓣狭窄的严重程度

★要点

● 如果 ME 四腔心切面可以观察到 MS，重度的 MS 居多。

● 压力减半时间法进行定量评价，有需要注意的事项。

二尖瓣狭窄（mitral stenosis，MS）是二尖瓣运动受限，从左心房到左心室的血流流入障碍的疾病。病因多为风湿性二尖瓣。也有其他疾病会造成 MS。

一、MS 的病因

● 风湿样变

● 二尖瓣环钙化
● 左心房黏液瘤
● 降落伞式二尖瓣
● 三心房
● 黏多糖贮积症

MS 会引起心脏形态发生特异性改变，存在这些改变时多是重症的 MS。

（1）巨大的左心房；
（2）左心房内回声不均；
（3）二尖瓣活动度差（鱼嘴样变）；
（4）二尖瓣、瓣环钙化；
（5）左心室相比较较小；

（6）房颤（AF）。

二、在实际操作中评价——连续多普勒法（CWD）

典型的 MS 二尖瓣流入血流的 CWD 表现包括：①衰减很少的 E 波；②A 波缺如（AF 合并时），梯形的血流频谱。

MS 严重程度通过二尖瓣口面积、舒张期左房 - 左室的压力差、压力降半时间等指标判定，见表 8-5。

多普勒模式下测定二尖瓣流入血流受多种因素的影响。顺应性低下的左心室、AR、心动过速等造成舒张早期左心室压力上升，左心房 - 左心室的压差在短时间内减小，PHT 缩短。在这种情况下测量的 MVA 比实际值要大（狭窄程度过小评价）。

表 8-5　经 TEE 的 MS 严重程度分级

	正常	轻度	中度	重度
瓣口面积（cm²）	4 ～ 6	> 1.5	1.0 ～ 1.5	< 1.0
平均压差（mmHg）		< 5	5 ～ 10	> 10
PHT（ms）	40 ～ 70	70 ～ 150	150 ～ 200	> 220

第四节　评价主动脉瓣反流的严重程度

★要点
- 评价严重程度需要适当的图像。
- 用彩色多普勒法评价需要合适的图像。
- 使用多普勒法评价严重程度。
- 评价时容易落入的误区。

主动脉瓣反流（aortic regurgitation，AR）的成因有很多。动脉硬化造成的瓣膜硬化、感染性心内膜炎、先天性二尖瓣样畸形、主动脉根部扩张、风湿等。

一、评价严重程度的合适的图像

食管水平可以观察到主动脉的 3 个瓣的平面是 ME 主动脉瓣短轴切面，观察左室流出道的平面是 ME 主动脉瓣长轴切面。这两个切面非常重要。

经胃深部左室长轴切面的主动脉瓣血流和超声波的方向平行，切面显像困难时可改用经胃长轴切面，血流和超声波的方向接近于平行。

主动脉瓣短轴的切面可以观察 3 个瓣叶，钙化的程度再结合瓣膜接合的状态，可以观察有无瓣膜脱垂。经过慢性病程的病人左室有扩张，AR 的反流冲击波使二尖瓣前叶摇摆，可以观察到二尖瓣早期关闭。ME 主动脉瓣长轴切面中主动脉瓣环并无扩张。

主动脉瓣二叶畸形是 AR 的原因之一，发生率大约百分之一。

使用彩色多普勒评价 AR 时，在 ME 主动脉瓣短轴切面中观察，判断反流是中心性的还是偏心性的。大体的来说，中心性反流主动脉瓣环会扩张，偏心性反流提示瓣膜自身异常。在 ME 主动脉瓣长轴切面观察，在距离主动脉瓣 1cm 的左室流出道中测算 AR 反流束的最大值。反流喷射束的宽度 / 左室流出道的宽度超过 65% 评价为重度反流。另外一种方式，通过 AR 反流束反流回左室内的距离来评价，超过左室乳头肌的 AR 反流束是重度反流。AR 反流波的最狭窄处的宽度被称为缩流颈，6mm 以上的评价为重度反流（表 8-6 和

表 8-7)。

二、使用连续多普勒法进行评价

在经胃深部左室长轴或其他切面中得到 AR 反流束和超声波尽量平行的图像。

将标尺置于 AR 反流束中，使用连续多普勒得出血流波形。反流束波形很明显，颜色很深，可以大体判断为中度及以上的反流了。反流到达重度时，左室舒张期压力更快的恢复所致反流束波形的减速度变大，减速度大于 $3.5m/s^2$ 以上评价为重度反流。

通过反流束的倾斜度可以计算得压力降半时间 (pressure half time, PHT)。PHT 在 200ms 以下评价为重度反流。

1. CWD 的高估和局限性　使用这种方法，左室舒张期压力的变化可以通过图像显现，末梢血管阻力的上升和左室顺应性降低等原因会使反流束的倾斜度增大而高估了 AR 的严重程度。偏心性反流束的反流波形很难确切反应实际情况，也会造成测量困难。

2. 使用脉冲多普勒法进行评价　降主动脉血流和 PISA，使用脉冲多普勒得到胸段的降主动脉远端到腹主动脉近端的脉冲多普勒波形，在舒张期存在反流可以诊断 AR 是重度的。但在胸段降主动脉近端的舒张期反流不一定评价为重度，所以找准测量部位很重要。

降主动脉内的血流波形图呈螺旋状的图形，主动脉短轴切面中的可以获得完整的血流波形图。

使用 PISA 法可以定量的评价，明确 AR 反流的血流。使用此方法时反流量达到每次 60ml 以上；反流率 50% 以上；反流束面积达 $0.3cm^2$ 以上可以评价为重度反流。

表 8-6　彩色多普勒评价 AR 的严重程度

严重程度	轻度	中度	重度
反流波到达的部位	二尖瓣前	左室乳头肌之前	乳头肌之后
反流波的宽度	4mm 以下	4～8mm	8mm 以上
反流宽度 / 左室流出道的宽度	25% 以下	25%～64%	65% 以上
缩流颈		3～6mm	6mm 以上

表 8-7　彩色多普勒评价的局限性

局限性	原因	结果
LVOT 显像不清	人工瓣膜（A，M）；二尖瓣环钙化	不能评价 AR 的反流喷射波
反流波在不同的切面上显影不同，偏心性反流	反流口是非对称性的，瓣膜脱垂	AR 的反流波的测量宽度在不同的切面上不等
无法测量流颈	存在 2 个以上的逆流口	不能测定

第五节　评价主动脉瓣狭窄的严重程度

★要点

- 通过压力差评价 AS 的严重程度。
- 通过瓣口面积评价 AS 的严重程度。
- 心功能不全患者的评价。
- 平均血流速度的重要性。

主动脉瓣狭窄（aortic stenosis，AS）分为瓣膜、瓣膜下、瓣膜上狭窄三类。最多的是主动脉硬化、钙化造成的瓣膜硬化。其次，在年轻的时候患有某些二尖瓣疾病或合并 AR，随着年龄增长主动脉瓣膜钙化，逐渐成为 AS。瓣膜下狭窄指扩张性心肌病等伴随的左室流出道狭窄。主动脉瓣膜上狭窄合并肺动脉狭窄可能是 Williams 综合征的患者。

一、通过压力差评价

测得血流速度 V 后，通过简易伯努利方程 $4 \times V^2$ 可以求得跨瓣膜压力差。表 8-8 所示平均压差等决定 AS 严重程度的因子与严重程度评价的关系。

为了准确测量主动脉瓣的血流速度，在血流方向和超声波方向平行（20°以内）的切面测得的参数较为准确。所以经胃深部左室长轴切面就是最佳的切面了。在得到 TG 长轴切面后继续前进探头，调整探头向着左、前方向移动，可以得到和主动脉瓣血流平行的超声方向。

二、AS 的严重程度

心导管法的测定压力差和超声测得压力差的区别：心导管法测量压力差是将心导管从左室深入到主动脉处测定的。左室收缩期压力的波峰和主动脉收缩期压力的波峰差值就是主动脉瓣压力差。

一方面，心脏超声多普勒法测量的主动脉血流的最大速度是将瞬时的最大压力差作为瓣膜压力差，此方法所得的值大于心导管法，容易过高的评估了瓣膜的狭窄程度。心导管所得的平均压力差值和超声主动脉血流的平均速度所得的平均压力差有很好的相关性，所以用平均血流速度来评价 AS 时还是要参考超声多普勒的数值。这些数据在超声机器中可以自动算出（图 8-4）。

◆注意：心功能不全患者的评价

多普勒法测定压力差依赖于测量主动脉瓣的血流，但主动脉瓣狭窄伴随着主动脉瓣反流的病例会使通过主动脉瓣的血流量增加，因此可能会高估 AS 的严重程度。另一方面，左室收缩功能低下的病例中，心输出量减少可能会导致低估 AS 的严重程度。所以在心功能不全的患者应注意选择合适的方式评价 AS。

三、通过瓣口面积评价

1. 二维面积法（瓣口描记法）　ME 主动脉瓣短轴切面上，在收缩期的瓣口的内缘描记得出面积。瓣膜高度钙化时影响准确度。

表 8-8　经 TEE 的 AS 严重程度分级

严重程度	轻度	中度	重度
瓣口面积（cm^2）	$1.5 \sim 1.0$	$1.0 \sim 0.7$	< 0.7
最大压力差（mmHg）	$25 \sim 36$	$36 \sim 80$	> 80
平均压力差（mmHg）	$10 \sim 20$	$20 \sim 50$	> 50

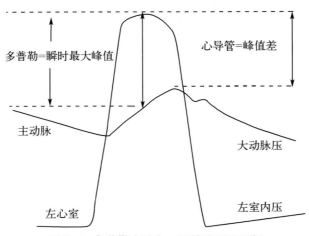

图 8-4　多普勒方法和心导管法测量图解

2.连续公式　在主动脉瓣和左室流出道切面进行测量计算。

3.测量瓣环直径　瓣环直径测量的重要性与 AS 严重程度的评价没有直接关系。但因 AS 行主动脉瓣置换的时候需要测量来决定换瓣的型号，所以 TEE 测定瓣环直径是重要的参考指标。在主动脉瓣长轴切面中在收缩期测量主动脉瓣连接处的直径。

四、主动脉瓣环正常值和人工瓣膜的选择

正常主动脉瓣环的直径为 1.8～2.5cm，

STJ 的直径比主动脉瓣环直径大 2～3mm。

钙化严重的 AS 中瓣环、瓣膜自身都存在狭窄，不移植与患者体格相匹配大小的瓣膜，瓣膜的狭窄是不能消除的。例如，体表面积 1.5m² 对应的机械瓣膜置换时，一般要 21 号以上的才可以。应对狭窄的瓣环，为了尽量增加有效瓣口面积，可以①使用金属瓣；②同期行瓣环扩大术；③使用主动脉瓣环上瓣膜等方法。

（于　晖　赵思文　张　莹）

主要参考文献

Thys DM, Abel MD, Brooker RF, et al. Practice guideline for perioperative transesophageal echocardiography. Anesthesiology, 2010, 112:1084-1096.

第三部分　TEE 监测在临床中的应用

第9章　TEE 在人工装置置入中的应用

★要点
● 熟悉人工装置相关 TEE 切面。

● 了解可能出现的人工装置置入过程中的并发症并使用 TEE 及时发现问题。

置 入 导 管

一、肺动脉导管（漂浮导管）置入

在危重患者中使用肺动脉导管（PAC）能有效地监测患者心功能变化，指导医生对患者进行干预。而肺动脉导管置入的选择点可包括颈内、锁骨下、股或肘前静脉。通常应避免在股静脉和肘前静脉中置入该导管，但是当没有其他通道可利用时（例如，颈部血肿或胸部解剖结构改变），则能考虑使用这些置入点。

对于行心脏外科手术的患者，右颈内静脉通常是首选位点。因为在胸骨切开和胸骨回缩后，锁骨下途径插入的 PAC 可能会被压缩并扭锁在锁骨下，从而无法抽出或推进导管。从右颈内静脉为例，我们介绍 PAC 的走向以及如何利用 TEE 进行置入指导。

PAC 经过静脉鞘管进入右颈内静脉，然后进入上腔静脉，再进入右心房。通过三尖瓣后到达右心室，经过肺动脉瓣后进入肺动脉，PAC 的波形变化如图 9-1 所示。

除了通过波形判断，PAC 的位置可通过 TEE 直接判断，常用的切面包括：

1. 双房上下腔静脉切面，平面角度通常在 80°～110°，同时顺时针旋转探头，即可看到双房上下腔静脉切面，上、下腔分别位于图像的右、左方，左、右心房分别位于图像上、下方，心房中间可见房间隔。上腔可见导管声影，即为 PAC（图 9-2）。

2. 改良双房上下腔静脉切面，调整平面角度至 120°～135°，可见冠状静脉窦以及三尖瓣，此切面利于判断 PAC 进入三尖瓣（图 9-3）。

3. 右室流入道 - 流出道切面，调整平面角度至 50°～ 90°，可见左心房位于正上方，主动脉瓣位于图像中央，右心房、三尖瓣位于图像左侧，同时可见右心室以及肺动脉结构。此切面可指导 PAC 置入肺动脉（图 9-4）。

二、主动脉内球囊反搏（IABP）导管

对于心功能不全患者，强心药物的使用无法达到理想疗效时，需要使用 IABP，

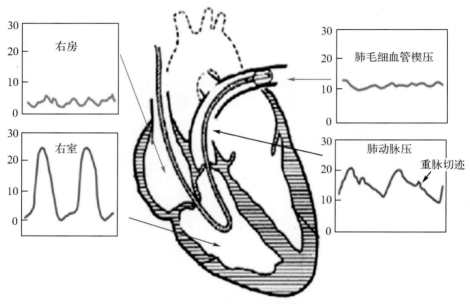

图 9-1　PAC 随位置变化的压力波形改变

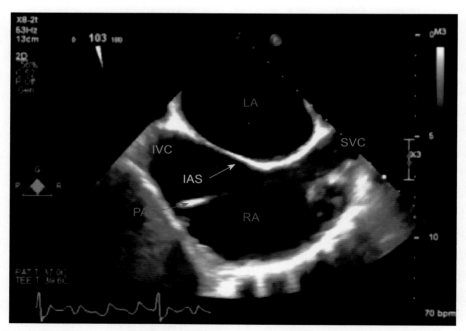

图 9-2　食管中段双房上下腔切面可见肺动脉导管从上腔静脉走向三尖瓣（图中 7、8 点方向）的位置，但切面中有时不显像三尖瓣

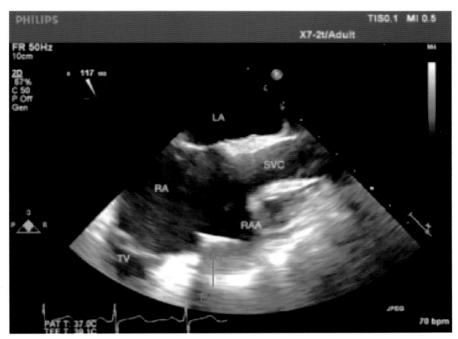

图 9-3　改良双房上下腔静脉切面可见三尖瓣，PAC 位于右心耳

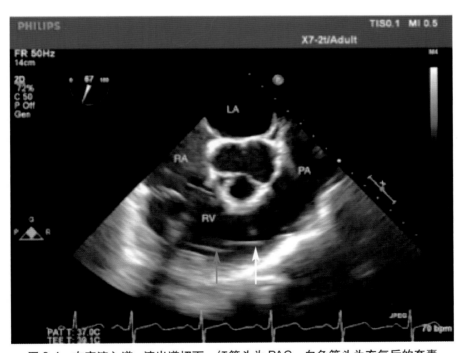

图 9-4　右室流入道 - 流出道切面，红箭头为 PAC，白色箭头为充气后的套囊

临床中常用以下两个切面指导导管的置入：

1. 降主动脉短轴切面，通常先使用该切面判断引导导丝是否在动脉腔内（图 9-5）。

2. 主动脉弓切面，平面角度调整为 90°，可见左锁骨下动脉，IABP 最佳位置为导管尖端距离左锁骨下动脉 1 ～ 2cm 处

（图 9-6）。

三、引流管道，右房、下腔静脉引流导管

体外循环管道，包括静脉引流管和动脉引流管，均能通过 TEE 判断位置是否最佳。通常使用双房上下腔静脉切面可同时判断上下腔引流管，最佳位置为引流管顶端在右房内（图 9-7）。

另外，可使用主动脉弓切面观察主动脉导管的位置（图 9-8）。

TEE 可以显示心脏外解剖结构，包括膈下结构。探头进入胃内，获取经胃（TG）切面后从 TG 位置向右旋转探头，在膈肌下看见肝。在 50° ～ 90°，会观察到下腔静脉几乎水平地穿过扇形图像，而临近的血管为肝静脉。根据 Kieffer 描述，下腔静脉分为三段：位于右心房和肝静脉之间的为肝上段，位于肾静脉与肝静脉之间的为肾上段，位于两侧髂总静脉汇合处与肾静

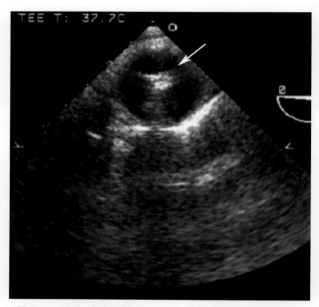

图 9-5　降主动脉短轴切面，血管中间声影为反搏球囊

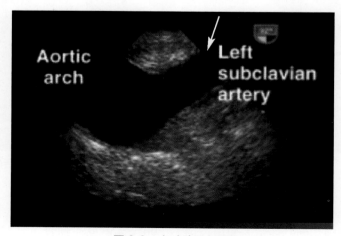

图 9-6　主动脉弓切面

Aortic arch. 主动脉弓 ；Left subclavian artery. 左锁骨下动脉

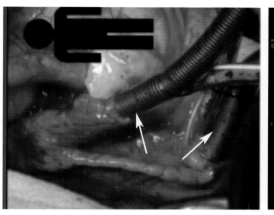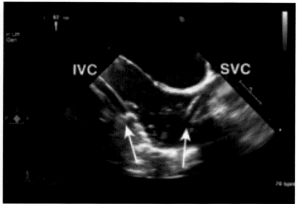

图 9-7 双房上下腔静脉切面，可观察到上下腔引流管
SVC. 上腔静脉；IVC. 下腔静脉

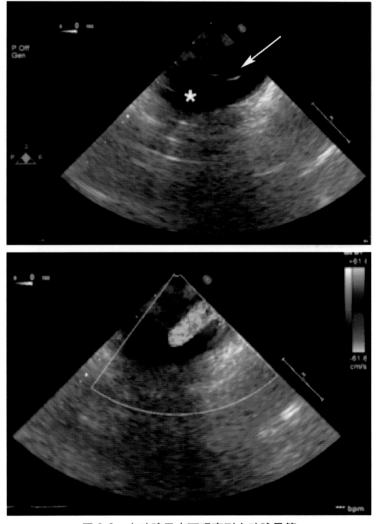

图 9-8 主动脉弓内可观察到主动脉导管

脉之间的为肾下段。另外，将位于肝脏后方的下腔静脉称为肝后下腔静脉，位于肝尾叶静脉与肾静脉之间的称为肝下下腔静脉。TEE 监测可显示膈下下腔静脉接受肝静脉汇入，之后进入右心房，在行冠状动脉旁路移植术时，外科医师通过右心耳放置静脉导管，理想情况下，导管尖端应在下腔静脉腔内。如果尖端过深进入了肝静脉，会引起导管引流不畅、患者逐渐腹胀，可以使用肝静脉下腔静脉切面来观察。外

科医师应重新调整导管位置，避免静脉引流不佳和腹胀。图 9-9 为下腔静脉和肝静脉。

四、冠状静脉窦内的心肌灌注液导管

当需要逆行灌注时，需在冠状静脉窦中置入导管，临床上常用 2 个切面来指导该导管置入：

1. 通常先使用改良双房上下腔静脉切面（图 9-10）引导导管从右心房进入冠状

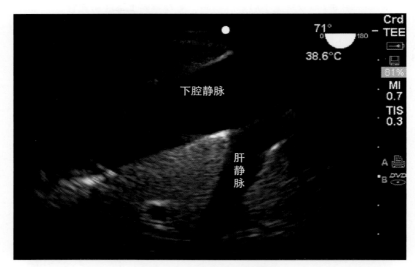

图 9-9　下腔静脉和肝静脉

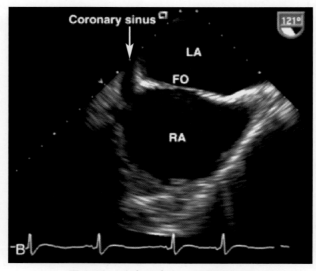

图 9-10　改良双房上下腔静脉切面
Coronary sinus. 冠状静脉窦；LA. 左房；FO. 卵圆孔；RA. 右房

静脉窦。

2.改良四腔心切面（图 9-11），平面角度为 0°，在看到标准四腔心切面后，探头继续深入，则可看到冠状静脉窦引流到右房，位于三尖瓣隔瓣旁。一旦导管成功置入，则使用此切面再次确认导管位置。

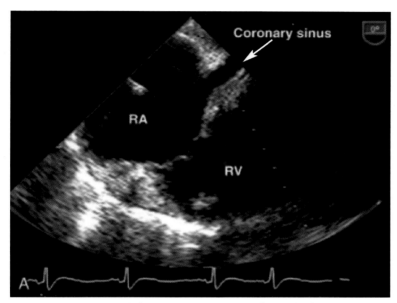

图 9-11　改良四腔心切面，用于观察冠状静脉窦
Coronary sinus. 冠状静脉窦；RA. 右房；RV. 右室

（韦锦锋　刘　真　王　晟）

主要参考文献

于晖，王晟，宋海波，彭勇刚.围术期经食管超声心动图学.北京：人民卫生出版社，2018.

第10章 TEE 在心脏搭桥手术中的应用

★要点
● 观察室壁运动情况。
● 使用 TEE 监测探讨术中低血压的原因。

第一节 基础知识

一、局部心室功能评估

估计局部和整体心室功能已成为评估缺血性心脏病患者必不可少的内容。通过超声心动图对运动状态下心脏的分析，获得表达心肌收缩和舒张功能的指标，用于动态评估局部心室功能。当使用食管超声（TEE）评估局部心室功能时，人们试图将二维图像想象为三维结构。因此，必须从多平面获得多个图像并推断出（清楚的或大体的）心室形态和冠状动脉在心室内的分布。

二、左室节段模型

将左室（LV）分段能更准确地描述超声心动图监测到的局部室壁运动异常（RWMA）部位，这对于了解它们与冠状动脉的解剖关系是必要的。单平面 TEE 时代产生的模型来源于经胃中部 LV 乳头肌短轴图像，将 LV 乳头肌中段图像分为四个相等的段面：隔段、前段、侧段和下段。虽然简单，但与冠状动脉解剖没有真正的关系，并且基底部和心尖部未包括在其中。心血管麻醉协会和美国超声协会推荐 16 段面模型用于局部 LV 评估，即分别将基底部和中部分成 6 个段面，将心尖分成 4 个段面（图10-1）。使用这种分段模型的优点是，在讨论 LV 局部功能时有一个相同的标准和统一术语。使用多平面 TEE，通过获得 5 个LV 标准平面图像，其中 3 个图像来源于食管中段，2 个图像来源于胃部切面（图 10-1），大多数患者的 LV 局部功能得到快速和简单的评估。

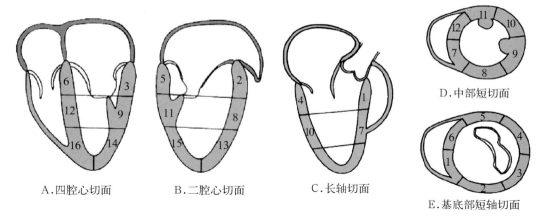

图 10-1　左心室局部评估的 16 段面模型

基底部和中部分别分成 6 个段面，心尖部分成 4 个段面

基底部分区：1= 基底前隔；2= 基底前壁；3= 基底前侧壁；4= 基底后侧壁；5= 基底下壁；6= 基底后间隔；

心尖分区：13= 心尖前壁；14= 心尖侧壁；15= 心尖下壁；16= 心尖间隔壁

第二节　CABG 术中 TEE 的应用

一、CABG 术中进行心脏超声检查的原则

原则上是根据环境的特殊要求和患者心血管功能可能出现的突然变化，来指导高风险患者心肌血管重建术中超声检查的应用。由于心血管系统发生功能变化的可能性贯穿手术始终，所以需要在外科操作的每一个重要阶段进行全面的诊断性 TEE 检查：

1. 体外循环（CPB）之前。

2. 脱离 CPB 之前。

3. 脱离 CPB 之后。

4. 关胸之后。

另外，一旦患者在手术过程中的任何时候出现血流动力学不稳定，则除了要在临床经过和系统检查的指导下进行有针对性的诊断性检查之外，还要进行全面的超声检查。在关胸后进行超声检查可以确定桥血管是否扭曲、血流是否中断以及关胸对于前负荷影响的判断是否准确。

由于超声本身对心脏和大动脉发生纤维化和钙化程度的评估存在困难，所以可以将手术室的光线调暗来减少显示器的闪烁，以便对主动脉粥样硬化、心肌纤维化和心血管结构的钙化作出更准确的判断，在进行关键部位术中超声检查时停止使用电刀，也可以获得高质量的二维（2-D）图像和多普勒血流动力学数据。这样的环境有助于对复杂的结构异常（赘生物，血栓，右向左分流）作出准确的判断，可以避免因漏诊而产生严重的后果，从而获得有诊断价值的信息，使临床医师对于外科和血流动力学重要决定的指导更有信心。

二、CABG 术中超声可以获得的重要信息

术中超声检查的目的并不是要替代患者术前的评估，而是对术前检查的再次确认。这是因为缺血性心脏病的临床情况是动态变化的，通常在缺血或梗死得到治疗后可能会出现新的心室或瓣膜功能不全。作为一种动态监测患者心血管功能的方法，应用术中超声可以得到一系列可能影

响 CABG 预后的重要信息。这些重要的信息包括：诊断术前检查中没有发现的心血管异常，可能需要进行计划外的手术治疗或改变患者的麻醉血流动力学管理方法；改良插管 - 灌注方案以避免神经系统并发症；对外科手术效果和潜在并发症进行评估。

三、缺血性二尖瓣关闭不全

缺血性二尖瓣关闭不全是指由心肌缺血或梗死引起的而瓣叶和腱索的结构无异常，在心肌梗死的患者中发生率为 10% ～ 50%。但是，暂时性的心肌缺血也可以引起二尖瓣关闭不全。缺血性二尖瓣关闭不全患者进行术中超声检查的目的是确定二尖瓣关闭不全的机制和程度。

缺血性二尖瓣关闭不全有许多不同的机制，它们包括：乳头肌断裂（Ⅱ型机制），缺血性心肌病引起的瓣尖卷曲（双瓣叶对称的Ⅲ b 型），后壁心肌梗死（后叶不对称的Ⅲ b）以及暂时性心肌缺血引起的心脏功能不全（中心性二尖瓣关闭不全，非对称的Ⅲ b 型）或后壁、前侧壁运动异常引起的二尖瓣器非对称性限制（非对称的Ⅲ b 型）。许多不同的原因都可以造成缺血性二尖瓣关闭不全，包括左心室重构导致的心脏球形扩张（离心性重构）和（或）二尖瓣器扩大和卷曲效应引起左心室整体功能异常，在这些患者中可以见到腱索遮挡二尖瓣叶。

导致缺血性二尖瓣关闭不全的危险因素包括：下壁和侧壁心肌梗死引起的后叶活动受限和左心室功能不全。二尖瓣关闭不全的程度和左心室的功能有关；如果关闭不全继发于左心室的球形重构，则两个二尖瓣叶都可以发生卷曲，进而产生中心性反流。侧壁、下壁或者下侧壁心肌梗死时可出现二尖瓣关闭不全，这是由于对二尖瓣后叶的限制丧失，同时二尖瓣前叶因

为负荷过大而产生反流。在判断二尖瓣反流及其程度时，要注意左心室后负荷和彩色多普勒增益设置的影响。对于存在三尖瓣关闭不全的患者，通常会被要求做增加压力的动作，并观察是否会加重二尖瓣功能不全。可以应用术中超声来确定是否存在二尖瓣关闭不全，但当患者已经存在明确的二尖瓣关闭不全时，不应依靠超声来决定是否需要进行二尖瓣手术。但是，如果患者术前没有发现二尖瓣关闭不全，而在术中发现 2 至 3 度以上的二尖瓣关闭不全，则这样的患者通常要进行二尖瓣成形，或者根据结构异常的具休情况来选择其他的手术方法。

乳头肌破裂是缺血性二尖瓣关闭不全的一个非常严重的亚型，急性心肌梗死患者中的发生率为 1%。由于只有一支冠状血管供应后内侧乳头肌，所以在累及下壁中部、心尖和侧壁的患者中，乳头肌断裂的发生几率增加 6 ～ 12 倍。而前外侧乳头肌则接受回旋支（前侧钝缘支）和左前降支（对角支）的双重血液供应。如果发生完全性破裂，则通常两个瓣叶均受累，因为后内侧乳头肌的腱索同时连接二尖瓣前叶和后叶的中部。由于大量反流的血液进入顺应性很差的左心房，所以乳头肌破裂的患者可能会发生急性肺水肿。如果不进行积极的外科手术治疗，这些患者的死亡率高达 50%。

乳头肌尖端发生急性梗死可能会导致乳头肌尖端延长、变薄，进一步引起全部的牵引装置延长。这可能会导致二尖瓣前叶或后叶发生轻度的局限性脱垂。与黏液样变性不同，这一病变与冠状动脉疾病、局灶性室壁运动异常或乳头肌尖端发生局部纤维化相关联。

四、CABG 手术中的 TEE 监测

在手术中有一些重要的心脏功能需要

TEE 来监测（表 10-1），包括前负荷、舒张功能、收缩功能、节段心肌功能、瓣膜功能和后负荷。与由肺动脉导管热稀释法测量获得的血流动力学数据和计算结果相比，TEE 可以对每一个重要的心脏功能进行更直接的动态评估（表 10-2）。在高风险的患者中更易发生血流动力学的不稳定。血容量不足、心室功能不全或者体循环血管阻力降低都可以引起血流动力学不稳定。这

时，术中超声可以对下列指标作出快速评估：左右心室功能，前负荷，反映心肌缺血的节段运动异常以及体循环血管阻力降低（左心室收缩增强时出现平均动脉压降低）。

二维超声心动可以对心室收缩功能进行定性和定量的分析。通过经食管四腔心和两腔心切面、经食管长轴切面、经胃短轴切面（基底、乳头肌和心尖水平）和经

表 10-1　术中超声对于心脏功能的监测

监测项目	TEE	肺动脉导管
前负荷	直接测量容积	肺动脉楔压
	肺血管的 PW 多普勒	右室舒张末压
	房间隔移位	中心静脉压
舒张功能	前向血流图形	间接肺动脉楔压
	组织多普勒	
整体收缩性	左室或右室的二维图像	心输出量
	基于流量的心输出量	每搏输出量
局部功能	收缩期增厚 收缩图形	无法测量
瓣膜功能	结构的二维图像 彩色血流多普勒	CV 波
后负荷	计算局部室壁张力	通过体循环阻力计算
	组织多普勒显像	

表 10-2　术中 TEE 对于血流动力学不稳定的评估

	MAP	LV EDD	RV EDD	RV Fx	LV Fx	RWMA
低血容量	低	减小	减小	不定	收缩异常	无
低体循环阻力	低	正常	不定	不定	收缩异常	无
低体循环阻力和缺血	低	不定	不定	RCA 缺血时减	不定	有
左室缺血	低	扩大	出现左室整体功能不全时增加	RCA 缺血时减	不定	有
右室后负荷增加	PAM 增	扩大	增大	不定	收缩异常	无
右室缺血	不定	减小	增大	减小	收缩异常	除 RCA 远端外无
压塞	不定	左侧压塞时左室受压	右侧压塞时受累	不定	收缩异常	无

胃长轴切面，可以对整体或局部的心室功能进行评估。二维超声对于左心室收缩功能的定量测量包括：心室直径、容积、每搏输出量（SV）、心排血量（CO）、射血分数（EF）和局部室壁的异常运动。左心室射血分数（LVEF）可以通过左室收缩末期容积（LVESV）和舒张末期容积（LVEDV）按照下面的公式计算：(LVEDV-LVESV)/LVEDV。心排血量可以通过心脏瓣膜（通常是主动脉瓣）的面积 - 长度公式来计算，通过术中 TEE 得到的心排血量也有帮助，因为在严重三尖瓣关闭不全的患者中热稀释技术的测量结果是不可信的。

五、前负荷

前负荷可以通过使用肺动脉导管（PAOP. PAEDP）或左房管（LAP）进行间接评估。由于前负荷的维持需要一定的舒张末容积，所以心室的顺应性也是其正常收缩功能的组成部分。当心室顺应性降低的时候，左心室舒张末压力并不能准确地反映左心室容积。Clements 等报道了 14 例接受腹主动脉瘤手术的患者，他们同时进行了 TEE、肺动脉导管和简易放射性核素检查来测量舒张末容积。TEE 结果（舒张末直径和面积）和我们认定为测量舒张末容积金标准的放射性核素结果之间有密切相关性。而肺动脉导管对于前负荷测量的结果与超声或核素的结果之间并无相关性。诊断血容量不足的标准包括：左室舒张末直径小于 25mm，收缩时左心室腔几乎消失，左心室舒张末面积小于 12cm²。

六、舒张功能

舒张期是从主动脉瓣关闭到二尖瓣关闭之间的一段时间，它分为四个时相：

1. 等容舒张期。
2. 舒张早期快速充盈。

3. 舒张末期。
4. 由心房收缩产生的舒张晚期充盈。

舒张功能不全是心肌缺血最早期的标志，进一步说就是远期预后不良的预兆。舒张期充盈异常的最早期表现为：以 E/A 比率小于 1.0 为特征的舒张受损或异常。随着疾病的发展，由于心肌舒张功能损害的表现被左心房平均压力的升高抵消，就会出现舒张期充盈的伪正常化。确定诊断需要通过发现异常的肺静脉血流或观察 Valsalva 动作后的反应。限制性充盈图形是舒张功能不全最后期的图形改变。Bernard 等连续对 52 名 CABG 患者的舒张功能进行评估。其中 30% 的患者有舒张功能不全，包括舒张功能受损（50%），伪正常化（40%）和限制性生理改变（10%）。限制性生理改变（100%）、伪正常化（80%）和舒张功能受损（75%）的舒张功能不全患者通常需要维持收缩功能。而对于 100% 的限制性生理改变、75% 的伪正常化和 50% 的舒张功能异常患者，在手术后 12 小时也需要维持收缩功能。

七、收缩功能

可以通过肉眼估计左心室的整体功能或使用基于辛普森（Simpson）公式的容量法对收缩功能进行评估：由于很难用肉眼来观察心室整体运动功能的细微变化. 所以需要训练有素的超声医师用他们的技术来发现更多有意义的功能改变。左心室的功能可以通过经食管四腔或两腔心切面以及经胃短轴或长轴切面来评估。确定二维超声中舒张末期（在心电图 R 波时测量）和收缩末期之间面积改变所占的百分数。左心室的整体功能分为正常（射血分数＞50%），轻度左心室功能不全（射血分数在 30% ～ 50%），中度左心室功能不全（射血分数在 15% ～ 30% 之间），重度左心室功能不全（射血分数＜ 15%）。

八、心肌缺血

冠状动脉阻塞引起心肌缺血的一个最早期的表现是受累冠状动脉供应的心肌收缩期的增厚率减少。接下来出现舒张功能不全加重，约 45s 后出现体表心电图 ST 段的改变。几分钟之后，如果血流灌注减少的范围较大，就会出现整体心室功能不全和充盈压力升高。节段室壁运动通过两个指标来判断：室壁的增厚率和局部半径的改变（心肌的向心性运动）。因此，手术中经食管心脏超声发现的新出现的局部室壁运动异常是检测心肌缺血的一个敏感的指标。但是，其他一些因素也可以引起室壁运动异常，包括：心室率，室内传导异常，后负荷改变，心室收缩期移位以及周围心壁异常运动的影响。

在正常情况下，收缩期心室壁增厚明显，增厚率超过 30%，同时收缩期心腔半径的减少通常大于 30%。在轻度运动减低时，心室壁中度增厚，局部半径的减少在 10%～30%；而在重度运动减低时，心室壁只有很小的增厚，局部半径的减少在 0～10%。心室壁无运动的特征是心室壁无增厚，半径无变化；反向运动时出现心室壁变薄，心肌壁向外膨出。通过使用放射性微粒和立体超声晶体，Savage 等将透壁的心肌灌注量化，并且在不同程度的心室壁运动异常下进行比较。结果发现，透壁血流减少 25%～50% 时出现运动减低，而 3/4 厚度的心壁血流减少时出现无运动。出现反向运动时，局部反向运动的心肌完全无血流。

Daele 等使用经食管超声心动图、心电图和肺动脉导管的方法对 98 名进行心脏外科手术的患者进行监测。其中 14 人由于出现心壁运动异常而被诊断心肌缺血。然而，这 14 人中只有 10 人的心电图检查出现缺血改变。14 名患者中肺动脉导管楔压的增

加为 3.5mmHg。在基线上这样的肺动脉楔压改变并不算明显，整体上的敏感度仅为 33%，预测价值只有 16%。Smith 等对心电图和经食管超声判断心肌缺血的方法进行了比较。他们对 50 名做了 TEE 和多导联心电图检查的心肌血管重建手术患者进行分析。结果发现其中 24 人超声心动图有心肌缺血的表现，而心电图有心肌缺血表现的仅有 6 人。所有心电图有心肌缺血表现的患者，在 TEE 上均出现局部心壁运动异常；而许多出现心壁运动异常的患者并没有 ECG 的缺血性改变。在所有病例中，节段心壁运动异常的发生都早于 ECG 改变的出现。其中 3 名患者发生心肌梗死。

九、后负荷

虽然后负荷可以通过体循环血管阻力来估计，但收缩期心室壁张力的大小可以更准确地反映后负荷。收缩期心室壁张力可以结合超声和血压的测量结果来计算。心室壁张力可以通过 Laplace 公式来计算，从这一公式中可以看出收缩压和左心室舒张末期直径同张力成正比，而左心室壁厚度（WTh）同张力成反比。这一关系可以通过简化的方程来表示：室壁张力 =（P）(LVEDD)$^{2/WTh}$。其中 P 是收缩压，WTh 是室壁厚度，LVEDD 是左心室舒张末直径。

十、手术效果的评估

在脱离体外循环（CPB）前进行检查的目的是评价心功能恢复的程度和排除可能发生的并发症。脱离 CPB 前需要通过 TEE 检查明确的情况包括：

1. 评估冠状动脉桥血管灌注区域的局部心肌功能。
2. 检查发现主要与插管和心肌保护相关的并发症。
3. 瓣膜功能的评估。
4. 指导排气。

当心脏已经彻底排气并有效射血后，TEE 可以帮助确定脱离体外循环的最佳时机。

一旦阻断钳被撤除，就可用超声对潜在的由主动脉反流引起的左室顺应不良进行检查。在左心室流出道压力恢复且心脏开始主动射血之前，主动脉瓣叶可能不会完全对合。如果心脏恢复固有节律并主动射血的过程缓慢，就可能由于严重的主动脉瓣反流而需要放置左心室管道。用来发现那些可能被输送到脑循环或冠状动脉的微气泡，术中 TEE 是一个可靠的方法。如果同时进行经颅多普勒和降主动脉 TEE 检查，在脑循环发现微气栓的同时可以在胸降主动脉中发现微气体。防止冠状动脉和脑循环将会出现的栓塞的相应措施有：加大主动脉引流，引空心脏和增加流量，也可以应用 Trendelenburg 体位（头低仰卧位）来降低头部，使微气体更快地在心尖聚集，以利于针头排气。如果气体的运动与机械通气相关，可以暂时中断通气直到微气体清除。气体也可以聚集在左心房顶与主动脉窦毗邻处或左心耳部。在冠状动脉左、右主干的近端也可能会发现气体。如果出现这种情况，通过增加灌注压力可以促使微气体从循环中迅速排出。

第三节　TEE 在非体外循环下冠状动脉搭桥术中的应用

一、非体外循环下冠状动脉搭桥术（OPCAB）的血流动力学

OPCAB 的两个特点可导致血流动力学不平稳：吻合远端吻合口时需短时间阻断冠状动脉血流，在手术操作中需搬动心脏。在 OPCAB 中患者对搭桥血管被阻断的耐受程度取决于该血管的病变程度和有无流人和流出该血管的侧支循环。例如，远端高度狭窄的左前降支（LAD）搭桥时的耐受程度可能较好，原因有二：受病变血管供应的心肌面积较小，以及该区域的侧支循环已经建立。相反，阻断狭窄不过于严重的 LAD 会引起血流动力学不平稳，特别是当该血管为其他严重狭窄血管提供侧支血流时。因此，为了对冠脉阻断可能产生的结果有所准备，准确了解病变冠脉的狭窄程度和位置至关重要，同时应了解手术的计划：将要被阻断的血管以及顺序，在血流重建操作过程中是否应用分流栓或其他支持循环的方法。当 OPCAB 下进行多支病变血管的血运重建时，手术操作的顺序非常重要。严重阻塞且有侧支血运的血管通常首先进行搭桥。这样，在该血管血运重建前可以有血流流至病变较严重的血管。先吻合近端吻合口，再吻合远端，这样当远端吻合完成时血流供应可以立即恢复，缩短病变严重部分心肌的缺血时间。为了避免手术过程中任何不必要的混乱，应与外科医师共同讨论手术方案。

临床和实验证明，当搬动心脏时，通过扩容和（或）头低位可增加前负荷有助于维持心输出量和灌注压。经食管超声心动图（TEE）是评估容量状态的有效手段。将右侧胸膜切开，在心脏抬起时减少过度压迫右心和上腔静脉，保持血流动力学平稳。当心脏被固定后，TEE 可评估左心或右心受压的程度。如果出现任何一个心室未充盈，需要将心脏恢复原位。在冠状动脉阻断过程中使用 TEE 密切监测，如有收缩力减弱、心室扩张、或二尖瓣、三尖瓣反流增加的证据出现，提示心脏功能受损。如有类似情况发生，应及时果断地进行干预以维持循环或放置冠脉内分流栓。有时，

停止手术操作使心脏回位可使循环恢复稳定。在吻合后降支时搬动心脏更易引起血流动力学变化。

二、OPCAB 的术中超声心动图监测

使用经食管超声心动图进行 OPCAB 术中监测有其意义和用途。通过系统途径在血运重建前、中、后获得的信息是很重要的。在手术前进行全面和仔细的检查可提供基础参考值以利于对比。应特别注意描述 LV 功能及局部室壁运动情况，同时右室功能和瓣膜情况也同样重要。二尖瓣反流（MR）和三尖瓣反流（TR）可以是动态性的，因此它们的表现和严重程度在术前均应有所记录。手术中观察心脏功能严重受损可提示药物干预或机械装置支持心血管系统甚至改用 CPB。在主动脉钳夹前可评估其动脉粥样硬化情况。主动脉表面超声心动图是判断升主动脉粥样硬化的最佳方法，仅需几分钟便可完成操作。

另外，TEE 可用于评估在显露冠脉时心脏搬动后的影响。使用多平面超声心动图，在中段食管水平（四腔心，两腔心和长轴）可评估左室（LV）的所有 16 个断面，

通过彩色多普勒可判断二尖瓣反流情况，同时评估右室功能（图 10-2）。如果 TEE 探查途径是经过二尖瓣环中部及 LV 心尖并固定于该位置，那么仅转动多平面角度 0°～180° 便可快速检查 LV 功能。角度回至 0° 时，彩色多普勒可观察 MV 变化，然后在这个四腔心平面检察右室（RV）及 TR，这样对心脏的全面评估仅需几秒钟就可以完成。当进行右冠或回旋支搭桥时，通常不能获得经胃的 LV 图像，因为此时心脏离开横隔，经胃超声心动图窗变得不清晰。用纱垫垫在心脏下面抬升心脏时同样不能得到清晰的经胃超声图像。应寻找有无压迫右室伴 LV 充盈不足或瓣膜反流量加重等变化。放置固定器同样可引起 TEE 心脏显像的变化，如 LV 受压或充盈不足。心脏固定器区域的心肌受牵拉，使对这一区域的心室壁活动评估困难（图 10-3）。固定心脏位置准备搭桥后，应再次检查 LV 确定基础状态，以便与血管阻断时进行对照。

在血管阻断期间进行 TEE 检查应着重关注心脏 LV 功能整体及局部变化，LV 功能整体及局部变化可能是完全不同的。血管阻断时同样可影响 RV 功能，特别是右

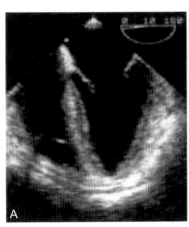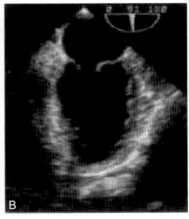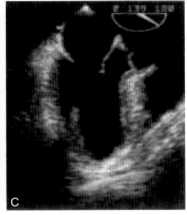

图 10-2　将探头对准 MV 环、LV 心尖，保持探头位置不变，旋转多平面探头角度获取的三幅食管中段超声图像

A. 四腔心显示 LV 下室间隔和前侧壁、RV、MV 以及 TV；B. 二腔心显示 LV 前壁和下壁以及 MV；C. 长轴显示 LV 前室间隔和下侧壁、MV 和 AV

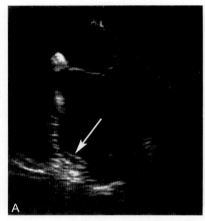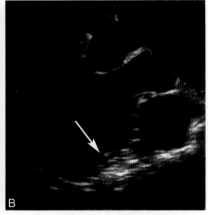

图 10-3　OPCAB 期间，放置固定器引起 LV 前壁心尖部受压变形（箭头所示）

A. 食管中段四腔心平面；B. 食管中段长轴平面

冠阻断时心室功能变化可表现为 MR 或 TR 急性增加。虽然小范围的新的局部室壁运动异常（RWMA）常见，但在血管阻断过程中应主要观察 LV 或 RV 功能持续下降。此时常伴有 MR 或 TR 增加，这可能是"厄运来临"的 TEE 信号，该信号较血流动力学变化表现更早，有利于在出现心血管危象和心脏骤停前进行及时干预。当被阻断血管血运重建后，新的 RWMA 应可得到改善。鱼精蛋白拮抗及关胸后再次进行全面的 TEE 检查是重要的，因为上述过程可引起血管桥的急性梗阻，立即进行干预如打开胸骨检查打折的血管桥等。理论上，全心或 LV 局部功能应回到或好于基础值，如果并非如此应寻找原因。

　　OPCAB 术中，可能因为二尖瓣反流、三尖瓣反流以及左室流出道梗阻等原因出现血流动力学剧烈波动，血压难以维持。TEE 可以协助查找血压波动的原因。

　　1. 二尖瓣反流　外科操作造成二尖瓣瓣环倾斜会导致二尖瓣反流。吻合前降支时，很少发生严重的二尖瓣反流，但当心脏下垫纱布、悬吊深部心外膜时，常发生

二尖瓣反流。吻合回旋支时，多见偏心性二尖瓣反流。此时不能用 PISA 方法来评价反流程度，也不需要了解反流量，只需要定性评估即可，主要协助麻醉管理。如果此时一味使用血管收缩药物维持血压，会导致肺动脉压升高心脏变大。如果外科技术允许，可略升高心肌收缩力和心率。也可使用起搏器提升心率而不影响心肌收缩力。在吻合右冠状动脉时产生的反流多为中心性反流，处理方法同上。

　　2. 三尖瓣反流　输液过多、CVP 过高、心脏变大但血压并没有上升，可考虑存在三尖瓣反流。可在 ME 四腔心切面、ME 双房上下腔静脉切面来观察并作定性评估。相应的对策是控制容量负荷、调整起搏器等。

　　3. 左室流出道梗阻　血压非常低，术野可见心脏发生形状变化时，可使用 ME 左室长轴切面来判断是否存在左室流出道梗阻。应及早和外科医师沟通，纠正心脏位置。

（韦锦锋　王　晟　鲁　超）

主要参考文献

1. Reeder GS. Identification and treatment of complications of myocardial infarction. Mayo Clin Proc, 1995, 70:880-884.

2. Gillinov AM, Wierup PN, Blackstone EH, et al. Is repair preferable to replacement for ischemic mitral regurgitation? J Thorac Cardiovasc Surg, 2001, 122:1125.

3. Carpentier A. Cardiac valve surgery:the French correction. J Thorac Cardiovasc Surg, 1983, 86:323.

4. Gorman RC, Gorman JH Ⅲ, Edmunds LH Jr. Ischemic Mitral Regurgitation//Cohn LH, Edmunds LH Jr. Cardiac Surgery in the Adult. New York:McGraw-Hill, 2003:751-769.

5. Rafferty T, Durkin M, Hines RL, et al. The relationship between "normal" transesophageal color-flow Doppler-defined tricuspid regurgitation and thermodilution right ventricular ejection fraction measurements. J Cardiothorac Vasc Anesth, 1993, 7:167-174.

6. Clements FM, Harpole DH, Quill T, et al. Estimation of left ventricular volume and ejection fraction by two-dimensional transesophageal echocardiography:comparison of short axis imaging and simultaneous radionuclide angiography. Br J Anaesth, 1990, 64:331.

7. Sohn DW, Shin GJ, Oh JK, et al. Role of transesophageal echocardiography in hemodynamically unstable patients. Mayo Clinic Proc, 1995, 70:925-931.

8. Savage RM, Lytle BW, Aronson S, et al. Intraoperative echocardiography is indicated in high-risk coronary artery bypass grafting. Ann Thorac Surg, 1997, 64:368-373.

9. Savage RM, Guth B, White F, et al. Correlation of regional myocardial blood flow and function with myocardial infarct size during acute ischemia in the conscious pig. Circulation, 1981, 64:284-290.

10. van Daele ME, Sutherland GR, Mitchell MM, et al. Do changes in pulmonary capillary wedge pressure adequately reflect myocardial ischemia during anesthesia? A correlative preoperative hemodynamic, electrocardiographic, and transesophageal echocardiographic study. Circulation, 1990, 81:863-871.

11. Smith JS, Cahalan MK, Benefiel DJ, et al. Intraoperative detection of myocardial ischemia in high-risk patients:electrocardiography versus two-dimensional transesophageal echocardiography. Circulation, 1985, 72:1015-1021.

12. Abu-Omar Y, Balacumaraswami L, Pigott DW, et al. Solid and gaseous cerebral microembolization during off-pump, on-pump, and open cardiac surgery procedures. J Thorac Cardiovasc Surg, 2004, 127:1759-1765.

13. Couture P, Denault A, Limoges P, et al. Mechanisms of hemodynamic changes during off-pump coronary artery bypass surgery. Canadian J Anaesthesia, 2002, 49:835-839.

14. Grundeman PF, Borst C, van Herwaarden JA, et al. Vertical displacement of the beating heart by the octopus tissue stabilizer:influence on coronary flow. Ann Thorac Surg, 1998, 65:1348-1352.

15. Cheung AT, Savino JS, Weiss SJ, et al. Echocardiographic and hemodynamic indexes of left ventricular preload in patients with normal and abnormal ventricular function. Anesthesiology, 1994, 81:376-387.

16. Biswas S, Clements F, Diodato L, et al. Changes in systolic and diastolic function during multivessel off-pump coronary bypass grafting. Eur J Cardiothorac Surg, 2001, 20:913-917.

17. Mishra M, Malhotra R, Mishra A, et al. Hemodynamic changes during displacement of the beating heart using epicardial stabilization for off-pump coronary artery bypass graft surgery. J Cardiothorac Vase Anesth, 2002, 16:685-690.

18. Shimokawa T, Minato N, Yamada N, et al. Assessment of ascending aorta using epiaortic ultrasonography during off-pump coronary artery bypass grafting. Ann Thorac Surg, 2002, 74:2097-2100.

19. Wilson MJ, Boyd SY, Lisagor PG, et al. Ascending aortic atheroma assessed intraoperatively by epiaortic and transesophageal echocardiography. Ann Thorac Surg, 2000, 70:25-30.

20. Shanewise JS, Cheung AT, Aronson S, et al. ASE/SCA guidelines for performing a comprehensive intraoperative multiplane transesophageal echocardiography examination:recommendations of the American Society of Echocardiography Council for Intraoperative Echocardiography and the Society of Cardiovascular Anesthesiologists Task Force for Certification in Perioperative Transesophageal Echocardiography. Anesth Analg, 1999, 89:870-884.

21. Shiga T, Terajima K, Matsumura J, et al. Local cardiac wall stabilization influences the reproducibility of regional wall motion during off-pump coronary artery bypass surgery. J Clin Monit Comput, 2000, 16:25-31.

第 11 章 TEE 在心脏瓣膜手术中的应用

★要点
- 了解如何使用 TEE 辅助选择术式以及人工瓣膜。
- 了解瓣膜手术相关并发症以及 TEE 监测如何快速发现异常。

第一节 主动脉瓣置换术

正常主动脉瓣由三个半月瓣所构成，位于左心室与升主动脉连接处，收缩期开放、舒张期闭合，引导血液收缩期由左心室流入主动脉，阻止血液舒张期由主动脉反流回左心室。当主动脉瓣存在先天性异常，如先天性二叶主动脉瓣，或后天发生病变时，如主动脉瓣退行性病变、风湿性病变、感染性心内膜炎等，均可导致主动脉瓣功能异常，产生主动脉瓣狭窄或反流。当狭窄或反流发展到一定程度，患者需接受主动脉瓣置换治疗。所谓主动脉瓣置换术是一种以人工瓣膜替代原有异常或病变主动脉瓣的手术方式。

一、主动脉瓣人工瓣膜介绍

目前临床上常用的人工瓣膜主要分为机械瓣和生物瓣两种。

1. 机械瓣 机械瓣是完全由人工材料制作而成、模拟天然心脏瓣膜功能的心脏瓣膜替代品，其发展先后经历了 4 代，即第一代笼球瓣、第二代笼蝶瓣、第三代侧倾蝶瓣和第四代双叶蝶瓣。双叶蝶瓣是目前临床中应用最广泛和首选的人造瓣膜。双叶蝶瓣具备以下优点：第一是耐久性好、不易损坏；第二是小口径的机械瓣，其几

何瓣口面积相对较大，特别适用于主动脉瓣环偏小的患者；第三是瓣膜高度低，适用于某些特殊情况。但是机械瓣需要患者终身接受抗凝治疗，不适用于有抗凝禁忌证的患者，且抗凝治疗有发生栓塞和出血等致死并发症的风险。

2. 生物瓣 是使用生物材料（或与人工材料合用）制成的心脏瓣膜同种生物瓣虽然最接近正常解剖、血流动力学优良、无需抗血栓治疗，但是由于取材极为困难，临床中已较少使用。目前临床中广泛使用的异种生物瓣主要为猪瓣和牛心包瓣两种，它们分别采用经过特殊处理的猪主动脉瓣和牛心包，按照一定的制作工艺加工而成，均为三叶瓣。与机械瓣相比，生物瓣的抗血栓性能优良，不需要终生抗凝，但是其耐久性尚不能令人满意。

二、TEE 在主动脉瓣置换术中的应用

1. 用于评估主动脉瓣的 TEE 标准切面 有 4 个，分别为食管中段主动脉瓣短轴切面、食管中段主动脉瓣长轴切面、经胃主动脉瓣长轴切面和深胃部主动脉长轴切面。4 个切面各具特点，分别从不同方位

和角度显示主动脉瓣的解剖结构和功能。

（1）食管中段主动脉瓣短轴切面（ME AV SAX）：在该切面中主动脉瓣为图像中央的圆形结构。正常主动脉瓣有 3 个半月瓣，当瓣叶关闭时瓣口贴合在一起，在图像中呈倒置"Y"形。该切面主要用于观察主动脉瓣叶数目、瓣叶病损情况、瓣叶活动度及冠状动脉开口情况，特别适用于定位主动脉瓣反流孔的位置。

（2）食管中段主动脉瓣长轴切面（ME AV LAX）：该切面可同时显示左室流出道、主动脉瓣、主动脉窦部、窦管交界及升主动脉；可用于测量主动脉瓣环、主动脉窦部和升主动脉的大小。该切面从不同角度反映主动脉瓣叶的开闭情况，特别适用于评估主动脉瓣反流的严重程度。但是由于血流方向与超声束几近垂直，并不适合用于测量经主动脉瓣口的血流速度和跨瓣压差。

（3）经胃长轴切面（TG AV LAX）：该切面通过改变探头尖端与心脏的相对位置，减小流经主动脉瓣的血流与超声束之间的夹角，使得主动脉瓣狭窄的评估更加准确。

（4）经胃深部长轴切面（deep TG AV LAX）：在该切面中流经主动脉瓣的血流方向与超声束几近平行，因此该切面是测量流经主动脉瓣口的血流速度和跨瓣压差的首选和优选切面。另外，当二尖瓣环存在严重钙化或置入人工瓣膜或瓣环时，该切面可避免二尖瓣声影对主动脉瓣观察的干扰。

2. TEE 的评估流程

（1）术前评估：麻醉后手术前行 TEE 检查的目的主要是再次明确术前诊断，同时观察是否有存在其他需要手术一并处理的病理改变或解剖畸形。对于术前已明确诊断主动脉瓣病变的患者麻醉后通常没有必要再对其主动脉瓣情况进行定量分析；但对于术前诊断模棱两可或未发现主动脉

瓣问题，因为其他原因需行心脏手术治疗的患者，麻醉后采用 TEE 评估主动脉瓣病变严重程度时需考虑进麻醉的影响，正确指导外科医师的手术决策。

（2）术后评估：主动脉瓣膜置换术后 TEE 评估主要用于以下几个方面。

A. 观察人工瓣膜瓣叶活动情况：主要通过二维（2D）超声观察，判断有无卡瓣的发生。由于人工瓣膜缝合环和机械瓣叶声影会干扰 ME 主动脉瓣长轴切面瓣叶运动的观察，因此通常选用经胃长轴和经胃深部长轴切面。

B. 观察是否存在瓣内和瓣周反流：主要通过彩色多普勒观察。不同的人工瓣膜由于工作原理和制作工艺的不同，均存在一定程度的瓣内反流。如双叶蝶瓣铰链区域的冲刷性反流便为生理性反流，主要用于预防铰链处血栓形成。在某些情况下瓣内反流为病理性的，常常提示人工瓣膜异常。病理性瓣内反流主要通过反流位置、反流方向、反流大小和反流时程与瓣内生理性反流相区别。导致病理性瓣内反流常见的原因有瓣膜缝合位置异常干扰瓣叶闭合，保留的瓣膜组织阻碍瓣叶关闭，或组织残片进入到人工瓣膜铰链区导致瓣叶处于持续开放位等。

C. 观察流经主动脉瓣人工瓣膜的血流速度和跨瓣压差：主要通过彩色多普勒和连续多普勒观察。流经主动脉瓣人工瓣膜的血流速度和跨瓣压差主要取决于所选用人工瓣膜的类型和瓣环直径。主动脉瓣膜置换术后可以接受的流经主动脉瓣人工瓣膜的最大峰值血流速度和最大平均跨瓣压差分别为 2m/s 和 20mmHg。

D. 测量主动脉瓣有效瓣口面积：与原瓣膜瓣口面积的测量方法一致。

E. 观察心腔内气体是否排除干净：在体外循环过程中，空气会残留在肺静脉、左心室尖或左心耳等部位。

F. 观察冠状动脉是否阻塞：在 ME 主动脉瓣短轴切面，可检查冠状动脉近端是否存在梗阻或狭窄。急性冠状动脉阻塞可能由栓子、瓣膜错位或尺寸过大造成。

G. 监测心室功能：通过 TEE 可监测全心功能以及心室节段功能。

3. 不同主动脉瓣人工瓣膜的 TEE 影像

（1）机械瓣：以临床上最常用的双叶蝶瓣为例。这种机械瓣由两个瓣叶组成，分别衔接在中心的瓣轴上。在瓣叶开放的时候可观察到有 3 个开口，包括 2 个侧孔和 1 个中心小孔（图 11-1）。

（2）生物瓣膜：在整个心动周期中，缝合环和瓣架的阴影会向下游伸出。在

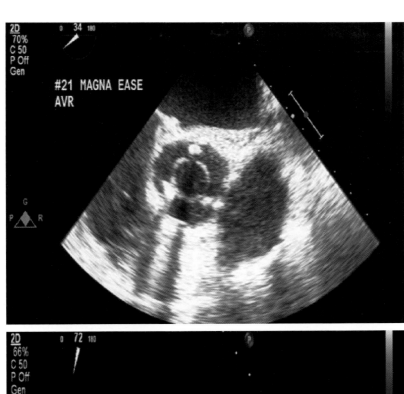

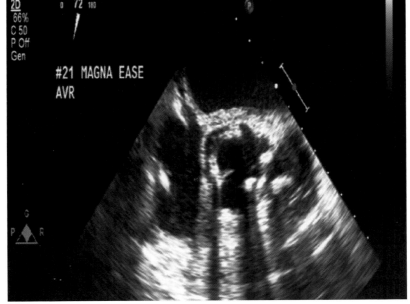

图 11-1　机械性二尖瓣 TEE 显像

LAX 切面，通常显示 2 个支柱；在 SAX 切面，可以看到环形和 3 个瓣架。瓣膜关闭时，瓣叶与原瓣叶形态相似；瓣膜开放时，瓣叶与瓣架平行（图 11-2）。

三、TEE 用于经导管主动脉瓣置换术

经导管主动脉瓣置换术（TAVR）是一项正在发展的非常有前景的治疗主动脉瓣狭窄的新技术。TAVR 对于不适合常规外科手术的患者有优势。目前验证 TAVR 疗效的大量的临床研究正在进行。TEE 在 TAVR 手术中发挥着关键作用，主要在以下几个方面。

1. 释放前评估

（1）筛选患者：释放前应排除锁骨下

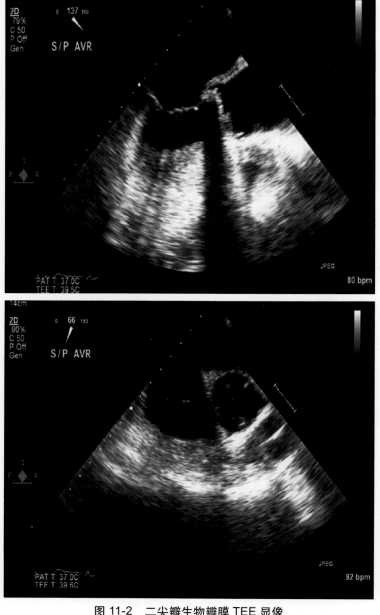

图 11-2 二尖瓣生物瓣膜 TEE 显像

动脉狭窄、显著的非对称性室间隔肥厚、严重的心肌肥厚、主动脉瓣环与主动脉根部的局灶性钙化。根部直径较小且窦部相对平坦也被认为是导致根部破裂的危险因素。左心室血栓是 TAVR 的禁忌证，胸段降主动脉与主动脉弓严重动脉粥样硬化是股动脉入路手术的相对禁忌证。应评估瓣环至冠脉开口距离与瓣叶相对高度，防止 CoreValve 与 SAPIEN 系统在释放前对原有瓣膜进行球囊扩张后瓣叶过长或瓣环与冠状动脉开口间距离较短，造成释放后冠状动脉堵塞。食管中段主动脉瓣长轴切面可以确定瓣环至右冠状动脉开口的距离。瓣环至左冠状动脉开口的距离需采用三维图像测定。

（2）植入前确定主动脉瓣环与根部尺寸：如果瓣膜型号过小，术后瓣周反流的风险较高，而瓣膜型号过大则增加主动脉根部破裂与术后心律不齐的风险。

2. 瓣膜释放　辅助人工瓣膜定位第一步：TEE 协助导丝置入。在食管中段主动脉瓣长轴切面观察跨瓣膜置入导丝，并及时发现可能的并发症，如心室穿孔造成心包积液。识别二尖瓣瓣下结构的医源性损伤后新发生的偏心性二尖瓣反流，排除医源性主动脉夹层。

第二步：TEE 协助对原有瓣膜进行球囊扩张。球囊扩张时，在食管中段主动脉瓣长轴切面观察球囊位置与充气是否恰当，球囊扩张后评估主动脉瓣关闭不全的程度。此外在此切面排除瓣环破裂与医源性室间隔缺损和（或）心室流出道撕裂。

第三步：瓣膜释放前 TEE 协助确认人工瓣膜位置是否合适。CoreValve 系统心室缘应位于主动脉瓣环下约 5 ～ 10mm，SAPIEN 系 统 心 室 缘 则 应 在 瓣 环 下 2 ～ 4mm。过多向心室植入会妨碍二尖瓣前叶功能，而置入主动脉位置异常会导致冠脉开口堵塞并增加瓣周反流的风险。通常在食管中段主动脉瓣长轴切面确认人工

瓣膜位置是否适宜。

第四步：TEE 观察瓣膜的释放过程。SAPIEN 系统还包括扩张球囊的再次充气以使支架膨胀，而 CoreValve 系统，则包括自膨胀后嵌入鞘的退出。TEE 可以识别瓣膜膨胀与释放的过程中出现的并发症如瓣环与主动脉破裂、流出道撕裂及医源性室间隔缺损、瓣膜栓塞等。

3. 释放后检查　选择食管中段主动脉瓣长轴切面来评估瓣膜位置是否合适，排除明显的瓣周反流。可选择经胃深部长轴切面与经胃长轴切面，避开声影的影响。食管中段主动脉瓣短轴切面可用于观察瓣内反流、确认人工瓣膜活动是否正常。最后，排除新释放瓣膜相关的机械并发症，例如新发生的室壁运动异常、二尖瓣及瓣下结构以除外医源性损伤与相关的反流。

4. 经导管瓣膜系统介绍　Edwards SAPIEN 与 Medtronic CoreValve 系统。SAPIEN 系统的置入途径为逆行经股动脉，若股 - 髂动脉不可用则可采取顺行经心尖植入。CoreValve 系统的置入途径为经股动脉，若存在经股禁忌则采取经锁骨下动脉，也可采用小切口经胸途径。

表 11-1　CoreValve 人工瓣膜测量指南

结构	测值
主动脉瓣面积	< 1cm^2
主动脉瓣瓣环直径	20 ～ 23mm 适用 26mm 瓣 24 ～ 27mm 适用 29mm 瓣
乏氏窦	
宽度	≥ 27 mm 适用 28mm 瓣 ≥ 29 mm 适用 29mm 瓣
高度	≥ 15 mm 适用 28mm 瓣 ≥ 15 mm 适用 29mm 瓣
左室流出道	间隔厚度 < 17mm 没有由于膜或突起的钙化导致的梗阻
升主动脉直径	≤ 40mm 适用 28mm 瓣 ≤ 43mm 适用 29mm 瓣

表 11-2　Edwards SAPIEN 人工瓣膜测量指南

结构	测值
主动脉瓣面积	$< 0.8\ cm^2$
主动脉瓣瓣环直径	18 ～ 21mm 适用 23mm 瓣　22 ～ 24.5mm 适用 25mm 瓣
乏氏窦	
宽度	不适用
高度	≥ 10mm 适用 23mm 瓣
	≥ 11mm 适用 25mm 瓣
升主动脉直径	不适用

第二节　二尖瓣置换术

二尖瓣是一个复杂的三维结构。二尖瓣及其瓣下结构包括瓣环、瓣膜、腱索和乳头肌。二尖瓣的手术包括瓣膜修复术和瓣膜置换术。

一、TEE 在二尖瓣修复术中的应用

二尖瓣反流，除了感染性心内膜炎和风湿性病变外，70% ～ 90% 可以进行二尖瓣修复术。和二尖瓣置换术相比，瓣环修复术具有更好的长期预后和更好地保持左心室功能等优势，尤其是后叶脱垂以及腱索断裂引起的二尖瓣后叶向左房脱落造成连枷样，都是二尖瓣修复术的指征。术前 TEE 需要明确二尖瓣脱垂或者连枷样变的部位，并和外科医师沟通。二尖瓣脱垂多为后叶脱垂，其中最常见于 P_2、P_3。

可以使用食管中段左室长轴切面确认二尖瓣脱垂的部位。如果彩色多普勒提示反流束是沿着右侧左房前壁向上，可确定为后叶脱垂，如果反流束是沿着左侧左房后壁向上，可确定为前叶脱垂。但是，占到瓣环 60% 以上部位的 P_1、P_3 和交界区瓣叶脱垂时可能会看到反流束也是沿着左侧左房后壁向上，因此应该在经食管中段二尖瓣交界区切面仔细观察。彩色多普勒方法观察到反流向外侧多为前叶、向内侧多为后叶或者交界处脱垂，这可以作为诊断

的线索，之后通过经胃基底段短轴切面再次观察来确定脱垂部位。

后叶脱垂时，脱垂部分方形切除缝合后瓣膜得到修复。前叶脱垂时需要使用人工腱索再建、交界处病变需要将边缘缝合缩小，有时造成瓣膜修复困难。为了长期预后，还需要安放人工瓣环。扩张性心肌病和缺血性心肌病瓣环扩大，因为牵拉造成二尖瓣反流，瓣环成形术时需要使用小一些的完整的人工瓣环固定。

二、测量二尖瓣瓣环

二尖瓣修复术以及二尖瓣置换术中需要测量二尖瓣瓣环，来决定人工瓣环或者人工瓣膜的大小。二尖瓣瓣环的测量选择交界区直径以及和交界区垂直的前后径进行测量。正常瓣膜交界区直径比前后径要大，但在慢性二尖瓣反流的患者中，右室前后径要更大。测量前后径时，不应该包括和主动脉瓣连接的纤维性部分。

TEE 在二尖瓣置换术中的应用

1. 选择人工瓣膜大小　二尖瓣置换术中的人工瓣膜，应该比瓣环直径小 3 ～ 5mm。二尖瓣反流时瓣环会增大，但是在二尖瓣狭窄的患者中，有时生物瓣可能会匹配错误，测量瓣环大小要格外小心。二尖瓣狭窄手术时钙化部分是否能够去除非常重要。后叶的

钙化一般很难切除，所以可能会选取跟小一点的人工瓣膜。成人二尖瓣人工瓣膜的尺寸在 23 ～ 33mm。同样尺寸的生物瓣有效瓣口面积要比机械瓣小。

2. 二尖瓣机械瓣置换术后确认人工瓣工作情况　二尖瓣二叶机械瓣很多情况安装在反解剖位置（antianatomical position）。在经胃中段二尖瓣交界区切面，可以确认二叶瓣左右可动，原来的二尖瓣前叶和后叶直接接触的位置，是转动的盘状机械瓣。二尖瓣置换术要维持左室收缩功能而保留后叶时，需要小心卡瓣，要小心因为二叶瓣造成的左室流出道梗阻。经胃中段主动脉瓣长轴切面可观察二叶机械瓣解剖位置的活动情况。

3. 卡瓣（stuck valve）　二尖瓣置换后一侧不动即为卡瓣，常是因为瓣下组织造成闭锁或者半闭锁。心脏不能充分搏动时，不能判断是否存在卡瓣。当心脏手术中完全脱机心脏可以充分搏动，才可以判断是否卡瓣。

三、二尖瓣修复术和二尖瓣置换术的并发症

二尖瓣置换术后最常见的并发症是瓣周漏（paravalvular leakage）。风湿性二尖瓣狭窄等瓣环部存在钙化时，常见，彩色多普勒显示反流长达 4mm 以上时，可建议外科医师进行修复。

生物瓣缝合时因为瓣的位置歪斜或者损伤会导致瓣漏。如果反流量在中度以上，必须要再次换瓣。

二尖瓣瓣环周围有回旋支动静脉，缝合时偶有误伤或者刺穿。而且如果涉及主动脉瓣之间的纤维联合部，会造成主动脉瓣反流。瓣膜置换后可能出现左室流出道狭窄或左室破裂等严重并发症，因此，要使用 TEE 严密观察。

允许哪种程度的残存反流

二尖瓣修复术后的残存反流，在一定程度之内是允许的。后叶成型或瓣环扩大缝缩后允许出现朝向左房中央的 3 ～ 4cm^2 反流。前叶后叶调整不当或者交界处缝合不全出现偏心性反流，超过 2 cm^2 就要再修复。残存反流朝向人工瓣环时容易引起溶血。即使非常少量也要修复。

（薛瑛　叶颖娴

王晟　沈浩　傅强）

主要参考文献

1. 于晖，王晟，宋海波，等 . 围术期经食管超声心动图学 . 北京：人民卫生出版社，2018.

2. Queirós S, Morais P, Fehske W, et al. Assessment of aortic valve tract dynamics using automatic tracking of 3D transesophageal echocardiographic images. Int J Cardiovasc Imaging, 2019, 35:881-895.

3. Jánosi RA, Plicht B, Kahlert P, et al. Quantitative Analysis of Aortic Valve Stenosis and Aortic Root Dimensions by Three-Dimensional Echocardiography in Patients Scheduled for Transcutaneous Aortic Valve Implantation. Curr Cardiovasc Imaging Rep, 2014, 7:92-96.

4. Naqvi TZ. Echocardiography in transcatheter aortic (Core)Valve implantation:Part 2-Transesophageal. Echocardiography, 2018, 35:1020-1041.

5. Chen X, Sun DD, Yang J, et al. Preoperative assessment of mitral valve prolapse and chordae rupture using real time three-dimensional transesophageal echocardiography. Echocardiography, 2011, 28:1003-1010.

6. Banakal SC. Intraoperative transesophageal echocardiographic assessment of the mitral valve repair. Ann Card Anaesth, 2010, 13:79-84.

第 12 章　TEE 在大血管手术中的应用

★要点
- TEE 可以协助血管外科医师了解对患者全身状态影响巨大的合并症情况。
- TEE 为血管外科治疗方案提供重要信息。
- TEE 可以监测体外循环等治疗措施带来的效果。

TEE 在胸主动脉手术中的应用

TEE 可综合评价胸主动脉。由于食管和主动脉结构毗邻，TEE 可以清晰观察主动脉解剖的病变。主动脉疾病通常病情危急，TEE 作为重要的非侵入性工具，可进行迅速和准确的诊断，以降低发病率和死亡率；主动脉粥样硬化斑块是心脏手术后卒中的主要危险因素之一，在进行主动脉及相关结构的手术操作前，使用 TEE 识别动脉粥样硬化，可降低斑块脱落概率。SCA/ASE 指南推荐，TEE 应常规应用于胸主动脉血管手术的患者。

一、胸主动脉解剖

胸主动脉分为四段：主动脉根部、升主动脉、主动脉弓和降主动脉。主动脉根部开始于心室 - 主动脉交界处，终止于窦管交界处。主动脉根部由主动脉瓣环、主动脉瓣叶、主动脉窦（窦段）和窦管交界处（窦段与升主动脉的连接处）组成。主动脉根部和升主动脉近端位于心包内。窦段主动脉壁是最薄弱的部位，破裂会导致急性心包填塞。升主动脉为从窦管交界处上升到主动脉弓无名动脉发起端的管状主动脉。主动脉弓包含了头臂血管的起始端，分别发出无名动脉、左颈总动脉和左锁骨下动脉。降主动脉从左锁骨下动脉延伸至膈肌

裂孔。降主动脉最初位于食管前方，在胸部中段位于食管外侧，然后在膈肌裂孔位于食管后方。尽管与食管的解剖关系发生了变化，但胸降主动脉的整个长度仍可由 TEE 清晰成像。

在升主动脉远端和主动脉弓近端，气管穿行于食管和主动脉之间，气管内空气减弱了超声波的传导，影响了这段主动脉的成像，因此成为 TEE 监测的一段盲区。针对这段盲区的观察，可将 5 ～ 7mHz 体表超声探头放置在无菌鞘中，直接进行主动脉表面扫描成像。但这种方法只能用于胸骨切开术，不能用于胸腔镜或经皮血管手术。为了提高近场结构的成像质量，可向纵隔内注入温热无菌盐水和（或）向无菌鞘内注入液体或超声凝胶。

二、TEE 对胸主动脉的评价

根据 SCA/ASE 指南，以下切面被推荐用于胸主动脉成像：食管中段（ME）主动脉瓣长轴（LAX）切面，ME 升主动脉短轴 (SAX) 和长轴切面，降主动脉短轴和长轴切面，食管上段 (UE) 主动脉弓长轴和短轴切面。

1. 食管中段主动脉瓣长轴切面（图 12-1） 在评价主动脉瓣和近端升主动脉时很

重要,对于瓣膜置换和（或）根部重建手术,可以从该切面测量左室流出道、主动脉瓣环、主动脉瓣窦、窦管交界和升主动脉的直径。指南推荐,直径的测量应垂直于血流方向,从内膜到内膜的距离。通常在窦中部测量主动脉根部最大的直径。

将 TEE 探头从主动脉瓣水平回撤并前屈,在右肺动脉水平显示近端升主动脉短轴。在这个水平将多平面角度旋转 90°即获得近端升主动脉长轴切面（图 12-2）。食管中段升主动脉短轴和长轴切面对排除主动脉夹层至关重要。该切面常出现伪像,需与真正的解剖结果区分开,以免导致错误的干预。

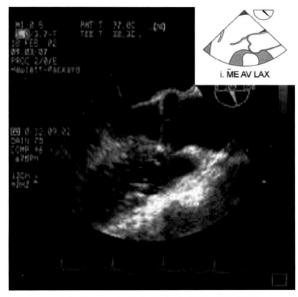

图 12-1 食管中段主动脉瓣长轴切面

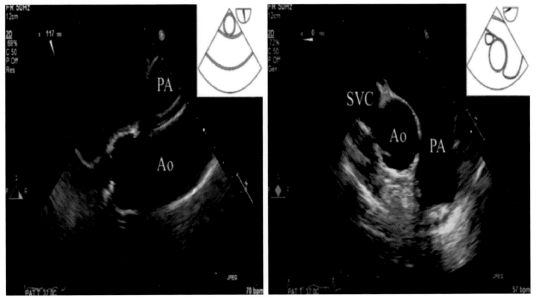

图 12-2 食管中段升主动脉长轴和短轴切面

2.食管中段升主动脉长轴和短轴切面（图 12-2）　在获得食管中段四腔心切面后，将探头逆时针方向旋转或向左后方旋转，并调整图像深度至 4 ～ 6cm，可获得降主动脉短轴切面。增加多平面角度至90°，可获得降主动脉长轴切面。当 TEE 探头逐渐向前并逆时针旋转时，可追溯胸降主动脉远端到膈肌水平。当 TEE 探头逐渐收回并顺时针旋转时，可以探测胸降主动脉近端。这种方式可用于整个主动脉段范围的扫查。远端主动脉弓通常距离门齿 20 ～ 25cm，胸降主动脉中段距离门齿 30 ～ 35cm，膈肌距离门齿 40 ～ 45cm。这两个切面是评估许多诊断问题的重要切面，如是否存在粥样硬化斑块、夹层、动脉瘤、左侧胸腔积液和主动脉内球囊的位置（图 12-3）。

3.降主动脉长轴和短轴切面（图 12-3）　在降主动脉短轴切面上，回撤 TEE 探头并维持降主动脉短轴在屏幕上，主动脉形状由圆形转变为椭圆形，即获得主动脉弓长轴切面，增加多平面角度至 90°，则为主动脉弓短轴切面。这两个切面（图 12-3）可用于识别动脉导管未闭、主动脉弓动脉粥样硬化斑块以及测量肺动脉血流频谱。在短轴切面顺时针旋转 TEE 探头，可观察到左锁骨下动脉、左颈总动脉和无名动脉的起源。食管上段主动脉弓短轴切面也可显示肺动脉瓣、肺动脉主动脉长轴面及无名静脉短轴切面。

4.食管上段主动脉弓长轴和短轴切面（图 12-4）

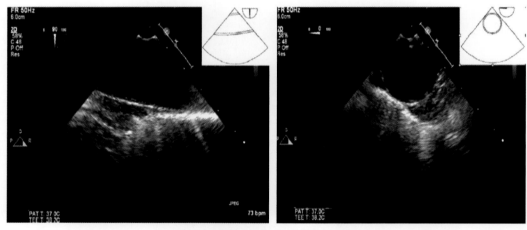

图 12-3　降主动脉长轴和短轴切面

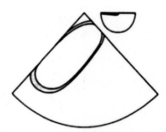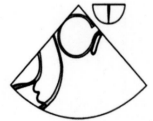

食管上段主动脉弓 LAX　　　食管上段主动脉弓 SAX

图 12-4　食管上段主动脉弓长轴和短轴切面

LAX. 长轴；SAX. 短轴

三、胸主动脉疾病

主动脉的主要疾病是动脉粥样硬化、主动脉瘤和主动脉夹层。

1. 动脉粥样硬化　1% ~ 6% 的心脏手术患者可能出现术后卒中，升主动脉和主动脉弓的粥样硬化是重要的预测因素。最佳的处理策略就是预防。在预计的主动脉手术操作之前，TEE 可用来识别主动脉粥样硬化。如果 TEE 发现有阳性病变，可调整相关的手术程序，如选择股动脉插管、改变主动脉阻断的位置、改变体外循环管道的类型、非体外冠脉搭桥术使用不接触主动脉技术、使用室颤或低温停循环技术、改变支架吻合的位置、以及避免停跳液顺行灌注。

升主动脉和主动脉弓病变已经被认为是卒中、外周栓塞、围术期卒中以及心内直视手术后出现认知功能障碍的危险因素。动脉粥样硬化栓子、血栓栓子和斑块厚度 > 4mm 时，存在显著的栓塞风险。虽然 TEE 对病变的评估特异性很高，但气管导致的升主动脉远端和近端主动脉弓显示不充分是一个明显的局限。

Van Zaane 等的一项荟萃分析研究了 TEE 对动脉粥样硬化诊断的准确性，敏感性和特异性分别为 21% 和 99%。由于 TEE 对检测升主动脉粥样硬化的敏感性较低，检测结果阴性时需要使用其他检测方法（如表面超声或 CT）补充验证。如果检测结果为阳性，可以认为升主动脉粥样硬化是目前存在的，可能需要避免相关的操作。

Katz 等建议对主动脉粥样硬化采用五级分级。存在活动性动脉粥样硬化的患者卒中发生率为 45%，而 3 级动脉粥样硬化患者卒中发生率仅为 5%（表 12-1）。

2. 主动脉瘤　定义是主动脉（包括三层血管壁）扩张超过正常主动脉直径的

表 12-1　动脉粥样硬化分级

分级	描述	卒中事件发生率（%）
1	正常主动脉	0
2	广泛内膜增厚 < 3mm	0
3	向主动脉腔突出 < 5mm	5
4	向主动脉腔突出 > 5mm	10.5
5	活动性动脉粥样硬化斑块	46.5

50%。如果主动脉的直径在 3.7 ~ 5.0cm，则认为是扩张；如果动脉瘤的直径大于 5.0cm，则认为是动脉瘤；如果出现内膜瓣，则认为是夹层。主动脉瘤分为囊状和梭状的。梭状动脉瘤形状均匀，整个主动脉圆周呈对称性扩张，而囊状动脉瘤只是主动脉壁局部的外突。动脉瘤是主要由退行性变和动脉粥样硬化引起的衰老性疾病。衰老导致内膜增厚、脂质沉积和钙化，引起主动脉壁扩张和变薄。主动脉瘤的其他原因包括结缔组织疾病，如马方综合征、Ehlers-Danlos 综合征、创伤和高血压等。

胸主动脉瘤按部位分为三种：升主动脉型、主动脉弓型、胸降主动脉瘤或胸腹动脉瘤。根据胸外科医师协会的建议，直径是正常主动脉两倍的动脉瘤需要手术矫正。如果窦部大于 40mm，升主动脉大于 50mm 伴有主动脉病变，大于 60mm 无主动脉病变，都需要手术。对于结缔组织疾病患者、有显著的动脉瘤家族史的患者和有症状的患者，由于夹层或破裂的风险增加，应考虑早期手术治疗。对于一些复杂的病例，可使用开放手术与血管内修复技术相结合的方法，其具有完全修复的优点，同时降低了开放手术的风险。TEE 可用于确定动脉瘤的大小、位置和范围以及血肿或血栓的存在。TEE 也可用于评估主动脉弓分支的开放程度，以确定是否存在器官灌注不良。它也是动脉瘤手术中重要的心功能监测工具。

3. 主动脉夹层

（1）定义：主动脉夹层是指主动脉壁内膜和部分中层撕裂形成内膜裂口，主动脉腔内血液经此内膜撕裂口进入中层，形成不同程度和范围的中层剥离，在动脉内形成真、假两腔。假腔可延伸至胸或腹主动脉的分支，造成灌注不良、缺血或闭塞，并由此产生并发症。夹层也可进展到近端累及主动脉窦和主动脉瓣，导致主动脉瓣关闭不全，也可累及冠状动脉导致缺血性事件。主动脉夹层是累及主动脉最常见的死亡原因。在48h内，死亡率极高，每小时为1%～3%。早期和快速诊断对降低死亡率至关重要。TEE对主动脉疾病的诊断准确性高，对主动脉近端夹层的诊断敏感性高。2006年的一项大型荟萃分析（包括＞600名患者）得出结论，TEE能够正确诊断和排除升主动脉夹层，其敏感性和特异性分别为98%和95%。最重要的是，

TEE 的阴性预测值接近100%。由于它的准确性高、成本低、侵袭性小、使用方便，因此对于不稳定的患者是一种理想的诊断工具（图12-5）。

（2）分型：

① DeBakey 分型：根据内膜撕裂口的位置和主动脉受累的节段，夹层主动脉瘤可分为三型：

Ⅰ型，动脉内膜撕裂口位于升主动脉，夹层可能累及主动脉的全程（升部、弓部和降部）。

Ⅱ型，动脉内膜撕裂口位于升主动脉，夹层仅累及升主动脉，止于无名动脉分支发出的部位。

Ⅲ型，动脉内膜撕裂口位于降主动脉部分，夹层仅限于降主动脉，主要累及左锁骨下动脉远端；Ⅲ型主动脉夹层可以向近端发展转变为Ⅰ型夹层。

② Stanford 分型：较 DeBakey 分型简单，但更有临床意义。

A型：该型是指所有累及升主动脉的主动脉夹层，不论内膜撕裂口的位置，不

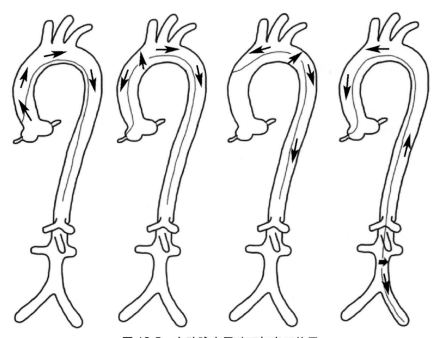

图 12-5　主动脉夹层破口与出口位置

考虑夹层累及的范围，临床上 A 型病程凶险。

B 型：指那些累及左锁骨下动脉发出部位以远的降主动脉主动脉夹层。A 型以外科治疗为主，B 型以内科治疗为主。

马方综合征患者主动脉夹层的风险增加。主动脉比值（AO）< 1.3 为低风险组。AO 比值是主动脉窦的直径除以给定年龄和体表面积的预测窦直径，40 岁以上患者预测窦直径（cm）= 1.92+0.74×BSA（m^2）。主动脉根部直径为 50mm 的患者行冠状动脉血管重建术时，主动脉夹层风险增加。主动脉切面可以通过 TEE 使用前面提到的标准切面进行评估。内膜瓣的存在是主动脉夹层最重要的证据。内膜瓣、真腔和假腔以及真腔内的前向收缩流动是夹层的敏感特征。其他表现为假腔完全血栓形成，内膜钙化中心移位，内膜层分离形成血栓。

（3）夹层破口和出口位置：TEE 对于定位内膜破口位置具有重要价值，这对决定夹层类型和手术修复的成功与否至关重要。内膜破口部位切除减少了并发症的发生率，减少了重做手术的几率。约 70% 的病例内膜破口发生在升主动脉左冠窦或右冠窦上方 1～3cm 处，约 30% 的病例则发生在动脉韧带部位。在升主动脉和主动脉弓，夹层假腔沿大弯侧走向，但在降主动脉，它常位于真腔外侧。TEE 在真假腔的识别中起着重要的作用。真腔在收缩期扩张，在舒张期压缩。M 型超声置于夹层有助于识别真腔的收缩期扩张。真腔一般比假腔小，血流呈前向收缩流动，回声较假腔弱。主动脉壁增厚超过 15mm 被认为是夹层形成的标志，提示假腔形成，内含大量血栓，使得内膜瓣难以被识别（图 12-5）。

仔细检查食管中段主动脉瓣长轴切面，以发现近端升主动脉夹层是很重要的。这个切面内，升主动脉近端容易出现伪影，必须将伪影与真正的夹层区分开来，以免病人遭受不必要的昂贵的外科手术。升主动脉的线性伪影与内膜瓣的区别在于伪影边界不清、缺乏快速的振荡运动、伪影沿主动脉壁呈直线延伸、和伪影两侧有彩色血流。伪影也可发生在降主动脉。这些是由强回声的主动脉引起的镜像伪影，出现在主动脉壁与探头的两倍距离处，显示为双腔主动脉的形态。

主动脉夹层的患者麻醉后，要尽快使用 TEE 检查主动脉窦管结合部、升主动脉、主动脉弓和降主动脉，观察真腔和假腔的血流，根据所得信息来推测破口可能的位置。例如，如果 TEE 发现窦管结合部位附近开始形成血栓，主动脉弓处又发现血流方向一致的真腔和假腔，很可能破口位置在主动脉弓靠近心脏处。如果夹层在窦管结合部以上，可保留右冠状动脉。

在评估主动脉分支血流灌注障碍时，可以根据表 12-2 来进行。

如果在主动脉弓短轴切面的左锁骨下动脉、左颈总动脉起始部有双向的血流，可判断出现夹层，之后要根据脏器的血运

表 12-2 主动脉分支血流分支障碍的评估

分支动脉	主动脉内	分支起始部	脏器
冠状动脉	冠状窦	冠状动脉起始血流	左室收缩
主动脉弓分支	弓部	主动脉弓分支起始部	脑血流（NIRS、眼球多普勒等）
内脏分支	腹部大动脉	腹腔动脉起始部 肠系膜上动脉起始部 肾动脉起始部	肝、脾血流 肠管运动 肾实质内血流

情况判断。如果没有桡动脉搏动，但近红外线分光光谱（NIRS）显示氧饱和度正常，腹部的肠系膜上动脉有搏动，说明夹层没有波及腹主动脉和肠系膜上动脉。

（4）并发症：与夹层相关的并发症包括 50% ～ 70% 的主动脉瓣关闭不全，10% ～ 20% 的冠状动脉缺血，胸腔和心包积液，以及左室功能不全。在食管中段主动脉瓣短轴切面中，TEE 可用于判断主动脉瓣关闭不全的原因。左室功能障碍可能继发于冠状动脉夹层后的缺血或严重的主动脉瓣关闭不全，10% ～ 15% 的病例出现这种情况。心包积液是由于液体从假腔壁渗出进入心包腔。另一个常见发现是左侧胸腔积液导致血胸。

主动脉瓣反流发生机制有两个。正常的主动脉瓣压力均等地作用于三个瓣叶上，使三个瓣叶很有弹性的打开和闭合。第一个机制是夹层发生后，瓣叶联合部上浮，瓣叶张力失去平衡造成闭合障碍，出现偏心性反流。第二个机制是夹层造成升主动脉扩张，三个瓣叶联合部向外牵拉，使瓣叶闭合受损，反流束从中间出现很快消失。夹层时这两种机制造成的断端形成，瓣叶联合部返回原来位置，返流就消失。如果不是这些机制造成的主动脉瓣反流，就要考虑原来就存在二尖瓣反流（图 12-6）。

主动脉夹层破裂可能发生在心包内、胸腔内和腹腔内。心包内出血会发生心脏压塞。胸腔内出血超声可发现胸腔内无回声液性暗区（图 12-7）。

左侧胸腔积液表现为降主动脉后方无

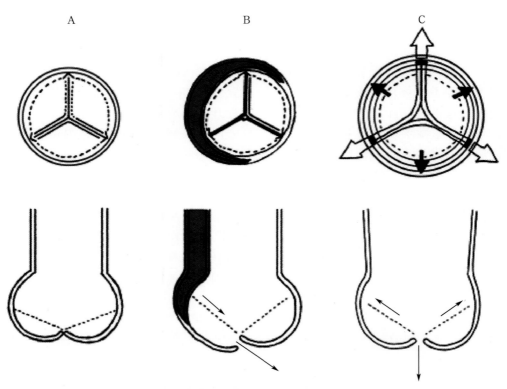

图 12-6　主动脉夹层时主动脉瓣反流发生机制

A. 正常主动脉，主动脉壁上均等的压力使瓣叶随着心动周期开放闭合；B. 是因为主动脉夹层造成瓣叶联合部和瓣环上浮，破坏瓣叶闭合造成偏心性反流；C. 是因为升主动脉扩张造成瓣环扩大，瓣叶联合部向外侧偏移闭合不良，反流从中心发出马上消失

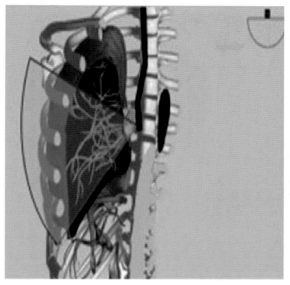

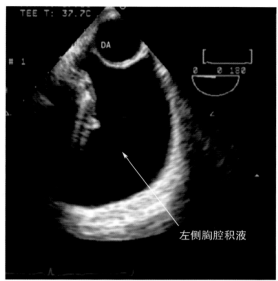

左侧胸腔积液

肝脏　　　　　右侧胸腔积液

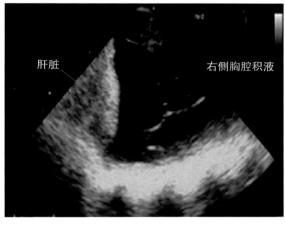

图 12-7　TEE 图示左右侧胸腔积液

回声的液性暗区，将探头转至四腔心右侧前进探头直到看到肝脏，可以看到右侧胸腔积液。

　　在体外循环建立前要明确真腔和假腔的血流情况。体外循环建立后，如果错误地向假腔输血，将会造成分支灌注障碍。例如如果假腔压力过高压迫真腔，可能会累计右冠状动脉开口，造成心电图 II 导联 ST 段抬高，而桡动脉血压可能不变。应及早发现通知外科医师，切开主动脉后如证实内膜片阻塞右冠状动脉，可选择腋动脉进行体外循环。

　　主动脉夹层切断夹层动脉壁吻合人工血管后，连接部位血流灌注可能造成假腔膨胀而导致冠状动脉狭窄。TEE 可以发现右冠状动脉是否存在夹层，明确起始部位血流情况。主动脉弓分支中，假腔变小后真腔成为主要供血血管。

　　引起分支灌注障碍的机制有两个（图12-8）。在分支内随着内膜片进展，如果没有破口（出口），假腔就会越来越膨胀压迫真腔，内膜片最终会覆盖分支入口。TEE一般仅能发现起始部位的病变进行判断。真腔被没有血流的假腔压迫，造成灌注障碍。如果有出口（破口），则真腔和假腔内都能够看见血流，无论内膜片是否会覆盖，

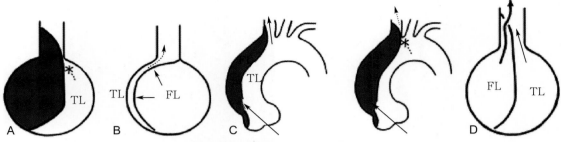

图 12-8　引起分支灌注障碍的机制

A 图机制一：分支内的假腔使真腔内的压力上升，造成真腔闭塞；B 图机制二：主动脉内的真腔由于假腔的压力而萎陷，影响对分支的血流灌注但在分支内没有出现夹层；C 图假腔入口的影响 破口的位置、形状等稍有不同对分支灌注的影响就会很大；D 图假腔出口的影响 有破口后假腔压力降低，减轻灌注障碍

分支内的假腔狭小或者没有假腔，也就不存在血流灌注障碍。

◆ 小结

TEE 对主动脉疾病的处理可提供非常宝贵的诊断信息，补充术前影像结果的不足，发现术中新变化，尤其是主动脉夹层手术，有很多的陷阱以及相关的这种类型的并发症，外科医师想要知道的信息也非常多，TEE 可在很大程度上改善患者的预后。在无禁忌证的情况下，TEE 应常规用于主动脉手术。

（韦锦锋　王　晟　于　晖　曹忠明）

主要参考文献

1. Bucerius J, Gummert JF, Borger MA, et al. Stroke after cardiac surgery:a risk factor analysis of 16, 184 consecutive adult patients. Ann Thorac Surg, 2003, 75:472-478.

2. Ribakove GH, Katz ES, Galloway AC, et al. Surgical implications of transesophageal echocardiography to grade the atheromatous aortic arch. Ann Thorac Surg, 1992, 535:758-761, 762-763.

3. Practice guidelines for perioperative transesophageal echocardiography. An updated report by the American Society of Anesthesiologists and the Society of Cardiovascular Anesthesiologists Task Force on Transesophageal Echocardiography. Anesthesiology, 2010, 112:1084-1096.

4. Van Zaane B, Zuithoff, NP, Reitsma JB, et al. Meta-analysis of the diagnostic accuracy of transesophageal echocardiography for assessment of atherosclerosis in the ascending aorta in patients undergoing cardiac surgery. Acta Anaesthesiol Scand, 2008, 52:1179-1187.

5. Katz ES, Tunick PA, Rusinek H,et al. Protruding aortic atheromas predict stroke in elderly patients undergoing cardiopulmonary bypass:experience with intraoperative transesophageal echocardiography. J Am Coll Cardiol, 1992, 20:70-77.

6. Svensson LG, Kouchoukos NT, Miller DC, et al. Expert consensus document on the treatment of descending thoracic aortic disease using endovascular stent-grafts. Ann Thorac Surg, 2008, 85:S1-S41.

7. Nienaber CA, Spielmann, RP, von Kodolitsch Y, et al. Diagnosis of thoracic aortic dissection. Magnetic resonance imaging versus transesophageal echocardiography. Circulation, 1992, 85:434-447.

8. Ballal RS, Nanda NC, Gatewood R,et al. Usefulness of transesophageal echocardiography in

assessment of aortic dissection. Circulation, 1991, 84:1903-1914.

9. Daily PO, Trueblood H W, Stinson EB, et al. Management of acute aortic dissections. Ann Thorac Surg, 1970, 10:237-247.

10. Iliceto S, Nanda N C, Rizzon P, et al. Color Doppler evaluation of aortic dissection. Circulation, 1987, 75:748-755.

11. Appelbe AF, Walker PG, Yeoh JK, et al. Clinical significance and origin of artifacts in transesophageal echocardiography of the thoracic aorta. J Am Coll Cardiol, 1993, 21:754-760.

第 13 章　TEE 在先天性心脏病手术中的应用

★要点
● 学习 TEE 诊断先天性心脏病。
● TEE 协助寻找先心病相关并存病变。
● TEE 评价手术相关的其他问题。

在先天性心脏病手术中，TEE 评估不可缺少，麻醉医师不仅要学会熟练的操作心脏超声，还要了解先天性心脏病的病理生理和手术方式等背景知识，这其中最常见的就是房间隔缺损（房缺，ASD）和室间隔缺损（室缺，VSD）。本章总结房缺和室缺修补术的 TEE 评价要点。

第一节　TEE 在房间隔缺损修补术中的应用

一、房缺的分类

房间隔缺损（房缺，ASD）类型通常根据其解剖位置进行分类（图 13-1），能反映出导致异常的胚胎发育，包括：原发孔型房缺，继发孔型房缺，静脉窦型（上腔型、下腔型）房缺以及冠状静脉窦间隔缺损。

卵圆孔未闭（PFO）也是右心房和左心房有开放的通道，但由于没有房间隔组织的缺失，通常不将 PFO 考虑为房缺。

1. 原发孔型房缺　由于原发隔未能与心内膜垫融合，通常导致房间隔基底部有较大的缺损。此类 ASD 占所有 ASD 的 15% ～ 20%。原发孔型房缺常合并房室管

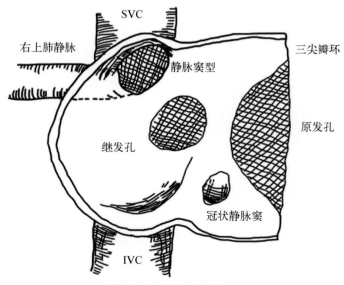

图 13-1　ASD 分型图示

畸形，包括房室瓣畸形和室间隔缺损。

2. 继发孔型房缺　通常位于卵圆窝的位置。此类 ASD 是由于继发隔生长受限或原发隔过度吸收导致的。如果卵圆窝底部有穿孔，则可观察到有多个缺损。继发孔型房缺通常表现为单一的心脏缺损，但也可合并其他类型的房缺或功能性的二尖瓣脱垂。

3. 静脉窦型房缺　其特征为上下腔连接异常，骑跨于心房间隔。

（1）上腔型房缺：缺损通常位于上腔进入心房的开口尾部。右上肺静脉通常连接于上腔静脉与右房的汇合处，导致出现部分肺静脉异位引流。

（2）下腔型房缺：较少见。缺损通常位于下腔进入心房的开口头部，并合并右肺静脉异位引流。

4. 冠状静脉窦间隔缺损　由冠状静脉和左房的之间的间隔缺损导致。大部分患者合并永存左上腔静脉。

二、房间隔缺损的病理生理

不同类型房缺的病理生理是类似的。对于较小的房缺，左房压力比右房稍高，氧合血会持续从左房流向右房，因此肺循环血流比体循环血流要多，Qp/Qs > 1。持续的左向右分流会导致右心系统扩大，肺动脉扩张以及肺血管增多，左室也会变小。患者偶尔伴有右心功能不全，但 30 岁以前通常不常出现心衰症状。心衰发生率从 30 岁之后急剧升高，年龄较大的患者可能会合并房性心律不齐，如房扑或房颤。房缺修补后左室容积在短时间内突然增加造成左心功能不全，如果患者术前合并二尖瓣关闭不全处理起来就更为棘手，这种情况下左室大小和二尖瓣反流的术前评估就尤为重要。

房缺很少会孤立存在，通常合并其他先天性心脏异常，因此 TEE 要评价是否并存流入道室间隔缺损、左侧房室瓣裂隙以及关闭不全等异常。

静脉窦型房缺常合并部分肺静脉异位回流，因此要确认右肺静脉的回流情况。经胸心脏超声很难观察，术前检查很可能被遗漏。

1. 残余分流　如果在剥离和缝合过程中没有损伤组织，就不会产生太大的分流。在完成房间隔缺损修补后，推荐常规使用经食管超声心动图来判断是否有残余分流，彩色多普勒很容易发现分流，但是定量评估却很困难（图 13-2）。静脉窦型房缺应检查是否存在闭锁后的肺静脉以及上腔静脉狭窄。

注入造影剂可以发现是否并存其他的异常分流，如果左房内出现造影剂而右房内造影剂内出现分流的血流可以协助诊断。

当出现残余分流时，可让患者吸入空气，并抽取上腔静脉和肺动脉血液进行血气分析，计算 Qs/Qp 比值判断分流量。虽然目前没有高水平证据指导重新修补的残余分流量，当 Qs/Qp > 1.5 时通常需要进行干预。

2. 房间隔膨胀瘤（ASA）　定义为卵圆窝区域多余的活动性房间隔组织，在心脏周期中的移动幅度至少为 10 ～ 15 mm（图 13-3）。ASA 根据房间隔组织在心动周期和呼吸周期时突入左房或右房进行分类。由于心房之间的压力梯度波动，ASA 可能持续向右或左心房隆起，或表现为在呼吸过程中从右心房到左心房的剧烈振荡。ASA 可通过 TTE 进行诊断，但 TEE 的敏感度更高。

ASA 通常都是被偶然发现的。但是，一些 ASA 患者会伴有全身性血栓栓塞的症状或者由于 ASD 出现的明显心内分流症状和体征。

3. 永存左上腔静脉（图 13-4）　通常是

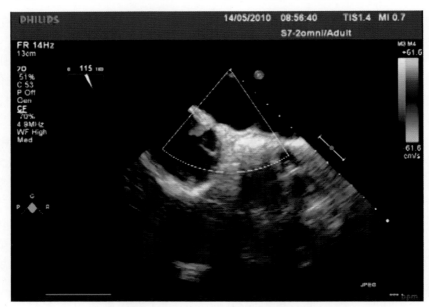

图 13-2 TEE 彩色多普勒发现分流

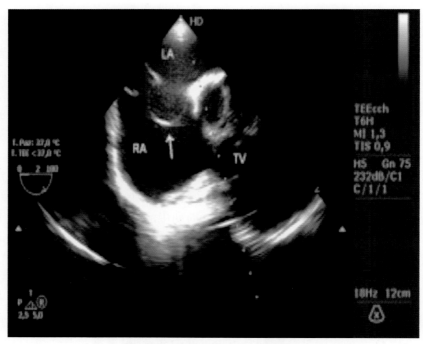

图 13-3 房间隔膨出瘤 TEE 图示

偶然发现的，可以使用超声进行诊断。当在没有引起右心房压升高原因的情况下发现冠状静脉窦扩张时，则可怀疑永存左上腔静脉。

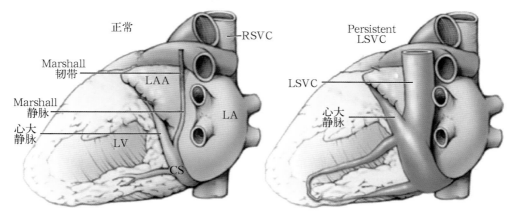

图 13-4　永存左上腔静脉图示

LSVC. 左上腔静脉；Persistent LSVC. 永存左上腔静脉

第二节　室间隔缺损

一、室间隔缺损的分类

室间隔由 3 个主要的解剖结构组成，包括房室管室间隔（1）、肌部室间隔（2）以及圆锥间隔（3），见图 13-5。

1. 膜周部室缺　膜部 VSD 位于主动脉瓣正下方，三尖瓣的隔叶之后，该区域是临床上最常见的 VSD（组成 3 延伸至组成 2）部位。该区域的病变称为膜性缺损，也称为膜周部室缺。

2. 肌部室缺　该缺损可位于右心室游离壁 - 中隔交界处（边缘性肌肉缺损），中央肌部隔膜或心尖部隔膜（组成 2）。小肌部室缺在早产的婴儿中更为常见，但通常会自发关闭，中央肌部室缺比其他位置的肌部室缺更容易自发闭合。

3. 对位不良型室缺　这种类型的室缺是由圆锥间隔前或后错位引起的（组成 3）。尽管解剖位置可能类似于膜性缺损，但错位的 VSD 属于另一类缺损。前错位缺损是法洛（TOF）四联症解剖结构的一部分，而后错位缺损会引起不同程度的左心室流

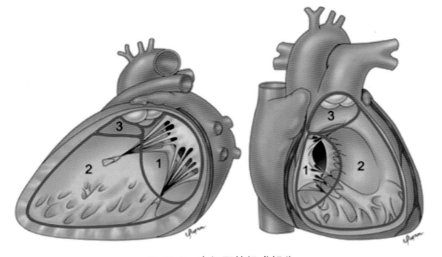

图 13-5　室间隔的组成部分

出道梗阻。

4. 肺动脉瓣下型（也称干下型或流出道型）　室缺位于组成 3 中的前、上方位置，就在主动脉瓣与肺动脉瓣的正下方，通常伴有右冠瓣的脱垂。此类型室缺很少能自发闭合。

5. 房室管（流入道）型　流入道型缺损发生在三尖瓣瓣环与三尖瓣与右心室壁（组成 1）连接处。此类 VSD 占总数的 5%，较少单独出现，更常见的是伴有房间隔缺损。

二、室间隔缺损的病理生理

VSD 的生理学效应取决于缺损的大小和肺血管阻力（PVR）。而随着时间推移，患者的临床表现也会发生相应变化。

尽管目前室间隔缺损没有公认的大小定义，但临床研究中经常使用的分类包括：

1. 解剖学定义（但需要考虑患者的大小，尤其是新生儿）
- 小室缺：< 4mm
- 中等室缺：4 ～ 6mm
- 大室缺：> 6mm

2. 心内分流量（肺循环与体循环的血流比，Qp：Qs）
- 小室缺：Qp：Qs < 1.5
- 中等室缺：Qp：Qs 1.5 ～ 2.3
- 大室缺：Qp：Qs > 2.3

具有高血流阻力的小室缺（也称为限制性室缺）仅允许很小的左向右分流（通常 < 50% 的心室输出或 Qp：Qs < 1.5）。右室压力保持正常或微升；肺动脉压力和 PVR 正常，心室做功几乎没有增加。

在中等室缺（中等限制性室缺）中，左向右分流的幅度主要取决于缺损的大小以及右室和左室之间的压差。在这些患者中，右心室压力、PVR 和肺动脉压力可能保持较低或适度升高。随着出生后右室压力的降低，分流会增加，这可能导致左心房和心室的容量超负荷，并伴有心力衰竭的体征和症状。由于缺损的局限性以及左右心室的大压力梯度，肺压通常保持正常或仅轻度升高。

大室缺（大小等于或大于主动脉根部的横截面直径）几乎没有血流阻力。有时也被称为"非限制性缺陷"。心室中的压力

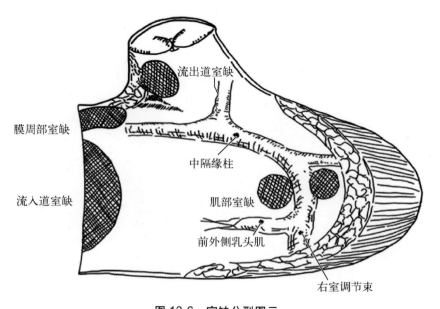

图 13-6　室缺分型图示

相等，它们充当具有两个出口的公共泵室。分流的幅度取决于 PVR 和全身血管阻力（SVR）。当 PVR 下降时，会有一个较大的左向右分流，导致肺血流、肺静脉回流以及左心室容积负荷增加。这种左心室容量超负荷可能会导致左心室扩张和舒张末期压力升高，进而导致左心房压力升高，肺静脉压升高以及心力衰竭的进行性症状。

3. 对循环的影响（左向右分流）

（1）肺循环：肺血流量增加可能导致肺充血和水肿，最常见的表现为呼吸急促和呼吸做功增加。随着病情发展，无限制的肺血流量增加会导致肺血管变化和肺动脉高压。

（2）体循环：在左向右分流明显的患者中，左心室输出必须代偿性增加以维持全身血流在正常水平。左心室输出的增加取决于分流量的大小。例如，左向右 50% 分流会使左室输出增加到 2 倍。当左心室不再能够维持这种输出增加的需求时，体循环的血流量下降，并发展为高排出量性心力衰竭。

随着体循环血量的减少，SVR 会通过以下几种机制增加，加重心力衰竭的临床表现：

● 交感神经兴奋导致的 α- 肾上腺素能刺激（由于心室扩张和因心输出量减少、动脉压下降导致的压力反射刺激）。

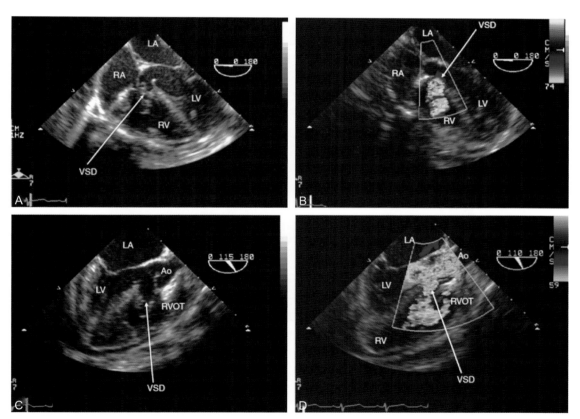

图 13-7　膜周部室缺（VSD）

A. 食管中段四腔心切面：室间隔靠近三尖瓣和主动脉瓣间回声中断，三尖瓣瓣叶将其部分闭合；B. 同一切面的彩色多普勒；左向右分流以及左室面的近端等速表面积（PISA）；C. 同一个患者，食管中段长轴切面，注意缺损靠近主动脉瓣；D. 长轴切面彩色多普勒，左向右分流，血流在左右流出道均为湍流；Ao. 升主动脉；LA. 左房；LV. 左室；RA. 右房；RV. 右室；RVOT. 右室流出道

● 循环中儿茶酚胺浓度升高。

● 血管紧张素Ⅱ和血管加压素浓度增加。

TEE 评价室缺常用的切面有 5 个：食管中段五腔心、食管中段四腔心、食管中段主动脉瓣长轴切面、食管中段右室流入流出道切面、经胃左室中段短轴切面。

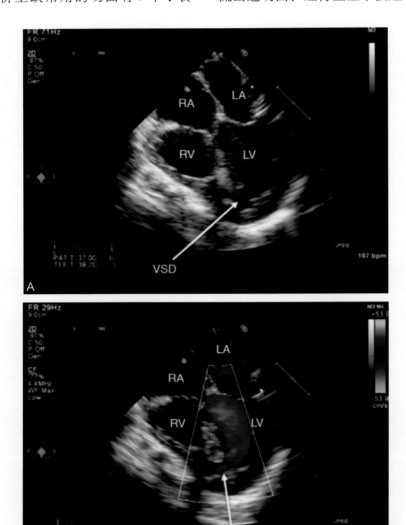

图 13-8 　肌部室缺（VSD）

A. 食管中段四腔心平面，靠近心尖 1/3 处室间隔回声中断；B. 同一切面的彩色多普勒，心尖部左向右层流，分流表现为非限制性血流特点，可能是由于重度肺动脉高压所致（无左右室压差）；LA. 左房；RA. 右房

（韦锦锋　王　晟　于　晖）

主要参考文献

1. Suchoń E, Podolec P, Ptazak W, et al. Mitral valve prolapse associated with ostium secundum atrial septal defect--a functional disorder. Acta Cardiol, 2004, 59:237-238.

2. Pearson AC, Dagelhout D, Castello R, et al. Atrial septal aneurysm and stroke:a transesophageal

echocardiographic study. Ame Coll Cardiol, 1991, 18:1223-1229.

3. Miyake T, Shinohara T, Inoue T, et al. Spontaneous closure of muscular trabecular ventricular septal defect:comparison of defect positions. Acta Paediatr, 2011, 100:e158.

4. Perloff JK. Ventricular septal defect. //The Clinical Recognition of Congenital Heart Disease, 5th ed. Philadelphia, W. B. Saunders Company, 2003:311.

5. Rudolph AM. Ventricular Septal Defect. //Congenital Diseases of the Heart:Clinical-Physiological Considerations. New York: Futura Publishing Company, 2001:197.

6. Soto B, Becker AE, Moulaert AJ, et al. Classification of ventricular septal defects. Br Heart J, 1980, 43:332.

7. Ando M, Takao A. Pathological anatomy of ventricular septal defect associated with aortic valve prolapse and regurgitation. Heart Vessels, 1986, 2:117.

第 14 章 TEE 在低风险体外循环心脏手术中的应用

第一节 体外循环的前、中、后

一、体外循环前 TEE 检查清单

★要点
- 常规 CPB 前 TEE 检查的目的。
- 流畅的常规 TEE 检查。
- 为防止并发症如何快速发现问题。

术中 TEE 检查为手术提供重要的参考信息，对手术的决策和处理产生直接影响。其目的主要包括三个方面：一般性检查、明确诊断和查找隐患。

（一）一般性检查

麻醉诱导后的 TEE 检查通常是全面细致的标准化检查流程，这样可以最大程度的降低漏诊率，并应记录图像以便与体外循环后相对比。而新发现的问题对术中处理有很大影响，需要让团队知晓。因此，为防止遗漏，需要有常规的监测计划。每个检查者可能都有自己的检查顺序，应按照自己的检查顺序完成 20 个基本切面。

（二）明确诊断

常规检查结束后，应围绕相应的疾病进行重点检查，再次确认术前诊断。明确以下 3 个方面：①是否存在病变；②是否有其他病变；③确认患者信息正确。

在临床工作中需要着重观察的病理改变为

1. 二尖瓣反流 当 TEE 发现有二尖瓣反流时，应明确反流的程度、二尖瓣的解剖以及反流的机制，而这些都是决定手术方式的重要信息。同时，是否合并其他病

变也是需要关注的问题。

2. 缺血性心脏病 如果术中有新发生的中度以上主动脉瓣或二尖瓣反流时，应高度怀疑心肌缺血性改变。除了仔细寻找判定节段性室壁运动障碍外，寻找其发生的原因也至关重要。

3. 主动脉夹层 夹层动脉瘤手术通常术前都有血管造影或 MRI 检查，但术中 TEE 再次帮助判断破口位置及撕裂程度可帮助外科医师确定手术方式。

（三）查找隐患

TEE 检查的另一个重要作用是尽早发现问题，减少并发症。尤其是在急诊手术中。

1. 升主动脉粥样硬化斑块 心脏手术后神经系统的严重并发症为脑卒中，可由多种原因所致。而栓塞是其中重要的原因之一，大于 4mm 的主动脉粥样斑块是血栓栓塞事件的先兆。远端升主动脉在 TEE 检查中位于远场，因此图像清晰度相对较差，检出率下降。但文献报道，TEE 检测出升主动脉斑块是卒中的独立预测风险，此时改变主动脉插管技术或体外循环期间提高血压可减少卒中的发生率。

2. 降主动脉粥样硬化 TEE 发现降主动脉粥样硬化斑块也是 CABG 术后神经系统并发症的独立危险因素。

3. 检查冠状静脉窦 永存左上腔静脉是胚胎发育异常导致左侧上腔静脉汇流到冠状静脉窦进入右房。此类患者不能行经冠状静脉窦逆行心肌灌注。永存左上腔静脉的超声表现为：

（1）冠状静脉窦扩张（＞1cm）。

（2）在左上肺静脉及左心耳间探查到管状结构（图 14-1）。

（3）心大静脉扩张。

4. 是否存在 PFO 或者房缺　在术中意外发现房间隔缺损（ASD）及卵圆孔未闭（PFO）比较常见。约 25% 的成人合并PFO，而 ASD 中难以发现的为冠状静脉窦型房间隔缺损。原发孔型或静脉窦型 ASD需要外科进一步处理，而 PFO 的存在可能会导致患者出现反常性栓塞的风险明显增

加，但对于 PFO 的处理尚无统一的意见，通常会综合患者既往史进行判断。

5. 检查冠状动脉　主动脉瓣置换术中检查冠脉开口是很重要的。当主动脉根部病变行 Bentall、David 等手术时，应排除因错位导致的冠脉扭曲或冠状动脉吻合口瘘。

6. 检查锁骨下动脉的起始　在冠脉搭桥时，其中一种手术方式为采用左内乳动脉为动脉桥，连接左锁骨下动脉及心脏左前降支狭窄远端。若左锁骨下动脉起始

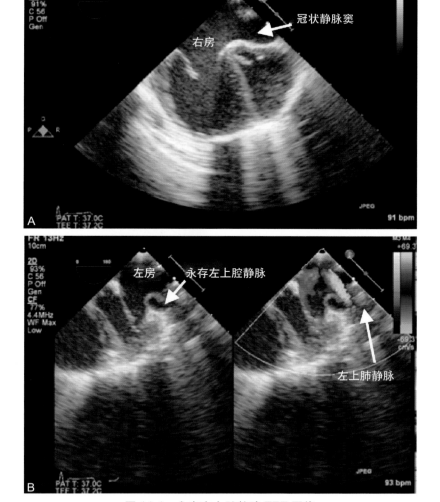

图 14-1　永存左上腔静脉 TEE 图像

A. 显示扩大的冠状静脉窦；B. 显示靠近左上肺静脉的管状结构，即左上腔静脉

段狭窄，则搭桥后效果不佳。因此，采用 TEE 判断左锁骨下动脉起始段是否钙化、狭窄可有助于手术方式的选择（图 14-2）。

（四）记录

现代的超声仪器都可提供存储功能，而且随着技术的发展已可将图像及报告通过互联网上传至安全服务平台。鉴于手术室工作的压力及紧张程度，建议报告限制在一页纸的范畴。

1. 根据美国心脏学会指南建议，报告应包含以下内容：

①患者基本信息；②二维或多普勒信息；

③术后随访信息；④建议及总结；⑤并发症。

2. 完整的 TEE 检查通常需要 10min 左右。可以遵循下列的检查顺序：

①食道中段图像：（四腔心，两腔心，左室长轴等）；

②食道上段切面：（升主动脉，主动脉弓，降主动脉）；

③经胃切面：（心室基底部短轴、经胃两腔心、长轴等切面）；

④经胃深部长轴切面。

3. 具体的检查项目：

①检查左右心室。了解空气栓塞及心肌收缩力的情况。

②四腔心：左室侧壁及间隔壁；并判断冠状静脉窦是否扩张。可观察右室收缩功能、二尖瓣、三尖瓣功能及状态。停体外循环后若二尖瓣反流增加，提示左室收缩功能障碍。

③两腔心：左室前壁及下壁。

④主动脉瓣：往上回退一点探头可于主动脉瓣长轴及短轴观察主动脉瓣开放及反流情况。

⑤冠状动脉。

⑥升主动脉。

⑦降主动脉。

⑧主动脉弓。

⑨腹主动脉。

二、体外循环中

体外循环中并非 TEE 检查人员的休息

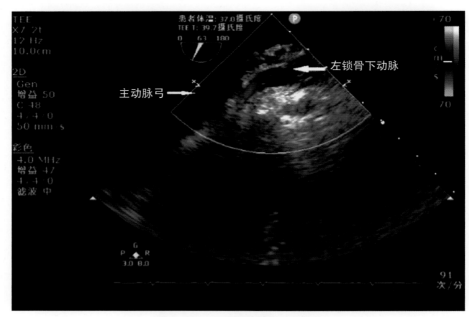

图 14-2 左锁骨下动脉起始部

时间。体外循环时的并发症是影响后期患者脱机或预后的重要因素。在体外循环中，有时 TEE 是唯一能检测并发症的工具。在 CPB 期间，最重要的两个问题是心功能不全和脑栓塞。

体外循环后的心功能不全通常由两个原因所致：

1. 外科因素　如冠脉搭桥吻合不好；主动脉瓣置换术中冠脉闭锁、损伤；二尖瓣手术中损伤左回旋支等。

2. 心肌保护　心肌灌注有顺行性和逆行性灌注两种方法。前者是从主动脉根部灌注停跳液，进入左右冠状动脉，从而达到心脏停跳及心肌保护的目的。虽然心肌灌注不良的主要原因是冠脉狭窄所致，但主动脉阻断不全以及主动脉瓣反流、心脏引流不佳也可能导致灌注效果不佳。

（1）升主动脉阻断不全：当升主动脉的近心端仍有血流时，通常提示升主动脉阻断不全。

（2）主动脉瓣反流：灌注时主动脉瓣反流，灌注液将顺着左室流出道反流至左心室，导致左心室扩张，心肌过度拉伸，心内膜下灌注不足。其次，由于主动脉瓣反流，导致进入左右冠状动脉的灌注液不足，心肌保护效果不佳。Voci 等发现，即使主动脉瓣正常的患者，在灌注时有 25% 的会发生主动脉瓣反流。

（3）心脏引流不佳：当体外循环的流量可以维持时，通常我们会认为心脏的血液是被充分引流至储血罐内，但有时并非如此。TEE 可发现此时右室腔仍清晰可见，且有血液从左房流入左室进入升主动脉。

3. 脑梗死　心脏手术后脑梗死的病因是多方面的，其中主要的两个为栓塞和脑灌注不足。

（1）栓塞：发生与动脉粥样硬化的严重程度有密切关系。主动脉插管、阻断及开放均可能导致血管内栓子脱落，一旦堵塞脑部血管即导致栓塞。这种并发症一旦发生，通常是不可逆的。因此预防非常重要。若在升主动脉或降主动脉发现粥样斑块，应立即与外科医师沟通，调整手术方式，如不停跳下冠状动脉搭桥、改变主动脉插管位置等。

（2）脑灌注不足：若患者在体外循环中持续存在脑灌注不足，术后神经系统并发症的发生率明显升高。因此寻找脑灌注不足的原因并及时处理是极其重要的。图 14-3 左为脑栓塞，右为脑灌注不足。

TEE 在此时可以帮助体外循环医生判断原因，如主动脉插管的位置是否正确。在 2D 图像中，主动脉插管为平行轨道样高亮影，若在管腔内未发现此征象，应在主动脉弓部寻找是否有内膜突出，一旦发现夹层的征象，应立刻停止体外循环。

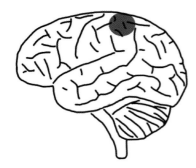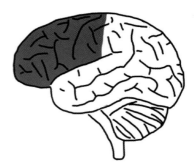

图 14-3　左为脑梗死，右为脑灌注不足

三、CPB 后 – 从脱机到关胸

体外循环后脱机对于麻醉医师而言是一个挑战性的任务。在停机到关胸这个时间段，TEE 的主要工作包括评价手术效果、观察心腔内气体的排出以及寻找各种隐患。

1. 心腔内排气　在瓣膜性手术以及少数 CABG 手术中，气体进入动脉系统后，可能导致冠脉或脑栓塞。TEE 对心腔内气体高度敏感，ASA/AHA 建议 TEE 作为心内气体探查的必要性为 Ⅱ b 类证据。心腔内气体可分为两种，一种为气泡型，另外一种为潴留型。

（1）气泡型在超声中表现为机动性较强的高亮回声颗粒。这些气泡可聚集在一起，当血流进入后将其从心肌组织上冲出时，可表现为"爆米花征"（图 14-4A）。

（2）潴留型超声表现为可移动的高亮型线状声影。通常具有旁瓣及混响无回声伪像的特点（图 14-4B）。

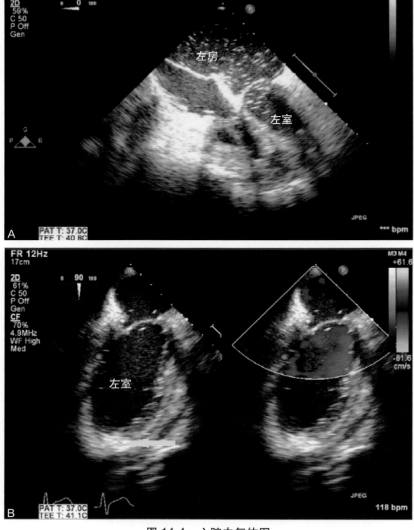

图 14-4　心腔内气体图

A. 显示左心内气体，TEE 图像表现为"爆米花征"；B. 箭头所示为左室前壁靠近心尖部高亮潴留型气体影

（3）空气多潜留于心腔的上方，如右上肺静脉、左房上份靠近房间隔处（左心耳）、左室心尖部、主动脉等处。

（4）从心脏出来的空气走行：右冠状动脉位置较左侧高，因此空气会进入右冠状动脉，导致左室下壁收缩障碍。而进入主动脉的空气则会进入头臂干引发脑梗塞。

5）心肌内的空气栓塞：心肌内的高亮影通常提示心肌内空气栓塞，诱发心肌缺血，从而导致脱机困难。其排除的方法是保持较高的灌注压，使气体从心肌内排出。

6）气体的排出方法：右上肺静脉开口朝下，因此在体外循环中空气很难从肺静脉排出进入左房。一旦脱离体外循环，由于血流的增加，大量气体可能进入左心系统。左房及左心耳的气体也是比较难以排除的，即使在体外循环中摇晃心脏有时也无济于事。此时可以从肺静脉前壁切开一个小口，增加回心血量，气体就会从切口处排出。也可以用镊子在上腔静脉与右肺静脉间向上轻轻抬起，帮助气体从切口排出（图 14-5）。

左室的气体可以通过抬高心尖直接穿刺抽吸或者将左心引流管放入左室内吸引排气。若确实排出困难，可放低头部，让气体进入主动脉，从主动脉根部抽吸，但要注意避免气体进入右冠状动脉。

2. 评价手术效果　在脱离体外循环前或用鱼精蛋白拮抗肝素前，应评估手术的效果。如有无瓣周漏、瓣膜功能以及成形效果等。应让外科医师同时确定一下。

3. 寻找隐患

（1）心脏手术在开胸时可能导致胸膜破口，体外循环中血液或冲洗液有可能通过破口进入胸腔内。若手术结束时不吸引出来，将导致肺不张以至氧合下降。通过 TEE 检查可以帮助我们判断外科医师是否完全吸引出胸腔积液（图 14-6）。

左侧胸腔：TEE 探头向左旋转，降主动脉作为超声声窗，液体显示为无回声的暗区，而压缩的肺叶则显示为类似于肝脏的实质回声。

右侧胸腔：TEE 探头向右侧旋转，在右心及椎体间可看到肺的征象（图 14-7）。

当胸水被吸引后，液性暗区应变小消失，肺组织将重新变为高亮影。

（2）关胸前应最后一次确认：当心包及胸骨闭合后，胸腔内压的增加可能导致回心血量的减少，降低心输出量。而在极少数情况下，关胸时拉钩、关胸器甚至于肋骨可能压迫右冠状动脉，导致左室下壁缺血。TEE 应再次评估整体心肌的收缩情况以及前负荷的变化。

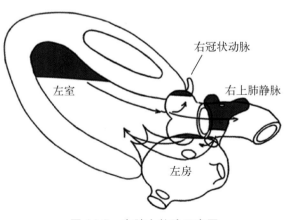

图 14-5　右肺上静脉示意图

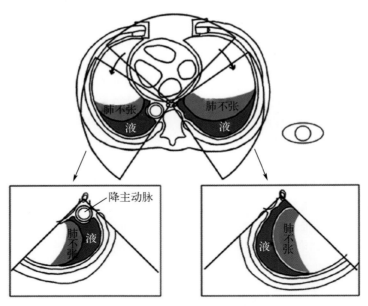

图 14-6 左右胸腔积液示意图

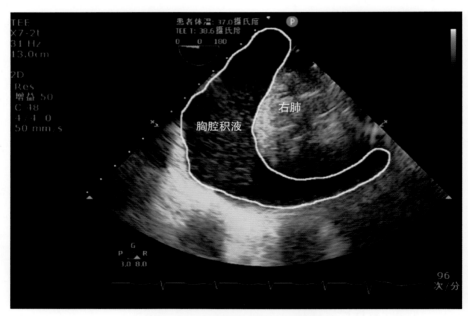

图 14-7 右侧胸腔积液 TEE 图像

第二节 病例学习

一、二尖瓣置换术后的评估

★要点

● 瓣反流的类型。

● 移植瓣的状态。

● 人工瓣内反流喷射流的方向。

1. 二尖瓣机械瓣置换术后 诊断：二尖瓣反流。手术名称：二尖瓣机械瓣置换。

2. 手术经过 麻醉诱导及手术过程均无特殊。脱机困难，儿茶酚胺用量大，收缩压仍只有 80mmHg，肺动脉压 50/22mmHg，有溶血的征象，尿液呈褐色。

3. TEE 所见　二尖瓣缝合环外可见高速反流束，考虑瓣周漏（图 14-8）。

4. 诊断　二尖瓣瓣周漏。

5. 应对及思考　瓣周漏的程度具有变化性，刚发现的时候可能较小，但随着缝合裂缝的撕裂，将变得越来越大。因此若瓣周漏比较明显，需重新进行体外循环修补缝合裂口。严重的二尖瓣反流导致左房压及肺动脉压升高，从而需要大剂量的升压药才能稳定循环。而且严重的瓣周漏可能导致溶血的发生，因此尿液颜色呈褐色。

6. 移植瓣膜反流的类型　外科医师将人工瓣膜缝合在二尖瓣环上，双叶机械瓣关闭时可能出现缝合环内的少量、低速反流，这种特征性反流称之为"闭合流"，是人工瓣膜置换后的正常现象。而在瓣环外的异常反流束称为"瓣周漏"，通常这种反流束较长、速度较快。

7. 闭合流的方向　二尖瓣机械瓣的闭合流主要发生在瓣叶与瓣环间，尤其是在连接处。当角度平行于中心开口时，TEE

图像中闭合流的方向为会聚型的；当角度与之成 90°时，闭合流显示为发散型（图 14-9）。

8. 其他检查项目　二尖瓣置换术如果血流动力学不稳定、脱机困难，应考虑是否合并其他的问题，如卡瓣。

二尖瓣置换术通常会保留瓣下结构，这有助于改善远期生存率以及更好的保护左室功能。但与此同时，残留的瓣下组织、缝合线、血栓等结构均可能导致瓣叶开放或关闭受限。从而发生二尖瓣狭窄或病理性的闭合流。

开放时受阻：二尖瓣狭窄导致血流动力学恶化。

关闭时受阻：二尖瓣反流导致血流动力学恶化。

二、主动脉瓣置换术后评估

★要点
● 右冠状动脉闭塞造成右心功能不全。
● 右心功能不全常见原因：

1. 术前就有的肺动脉高压和右心功能障碍。

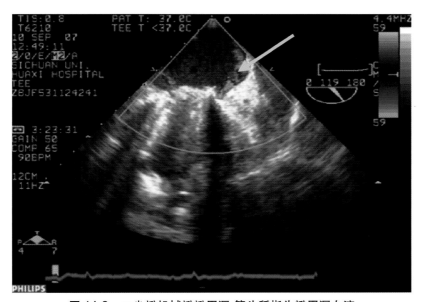

图 14-8　二尖瓣机械瓣瓣周漏 箭头所指为瓣周漏血流

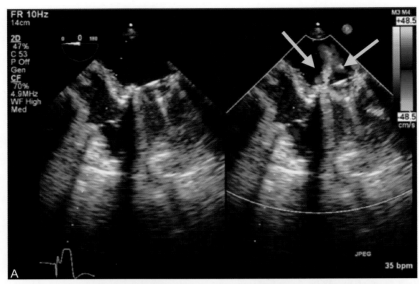

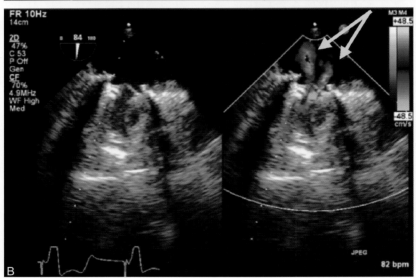

图 14-9　二尖瓣机械瓣闭合流

箭头所指为瓣环内闭合流。A. 显示 0°时闭合方向为会聚型；B. 显示 90°时，闭合流方向为发散型

2. 右冠状动脉堵塞。

3. 长时间阻断主动脉。

4. 体外循环中心肌保护不到位。

（一）病例

1. 诊断　主动脉瓣狭窄。

2. 手术　主动脉瓣置换。

3. 术前没有心功能障碍和冠脉造影异常。

4. 手术经过　脱机出现低心排，脱机困难；增加容量右心进行性扩大，但心排量未增加，相反持续低血压。

5. TEE 所见

（1）右室扩大（图 14-10）。

（2）室间隔反常运动。

（3）室间隔运动异常。

（4）右室壁运动减弱。

（5）左心变小。

（6）左室的下壁和下壁间隔运动异常。

诊断：右冠状动脉闭塞

6. 主动脉内瓣置换后的 TEE 检查清单

（1）人工瓣的功能：主动脉瓣机械瓣由于回声强，二维有时难以直接判断瓣叶的活动。但可以通过机械瓣瓣叶的混响伪像的运动来推测瓣叶的活动，同时间接征像如非对称性血流信号、跨瓣压差升高也可以提示瓣叶活动的异常。

（2）瓣环内反流：同二尖瓣相似，主动脉瓣瓣环内轻度反流都是正常的。而病理性反流通常是由于瓣下组织、缝合线等导致瓣膜关闭不全所致。生物瓣的异常反流通常是由于瓣架或瓣叶的损伤导致瓣叶的对合不良。

（3）瓣周漏：主动脉瓣瓣周漏通常是由于瓣环钙化后导致缝合困难或缝线断裂所致。

（4）跨瓣压差：人工瓣膜的跨瓣压差取决于瓣膜的型号、大小、瓣膜置入的位置及心室的功能。通常而言，人工二尖瓣的峰值跨瓣压差最大不超过 10mmHg，而正常人工主动脉瓣的峰值跨瓣压差为 2～30mmHg。

（5）相关合并症：

①右室是否穿孔。

②左室流出道狭窄。

③二尖瓣前叶受损。

④ His 束受损导致传导的异常。

⑤人工瓣阻塞冠状动脉开口，室壁运动异常。

⑥是否有溶血风险的反流

7. 应对与思考　该患者考虑右冠受阻导致右室运动障碍。因此再次体外循环，在不停跳的情况下进行右冠状动脉搭桥术。术后右室缺血得以改善，顺利停机。

本例患者因主动脉瓣狭窄行主动脉瓣置换术，但由于主动脉瓣瓣环径较小，因此选择在瓣环的上方安置了人工瓣膜，这样可以选择较大尺寸的瓣膜。带支架的生物瓣可能因为支架阻塞冠脉开口或者缝合线阻挡了冠脉，从而导致右心缺血致脱机困难。

8. 右室功能不全　体外循环后发生的一过性右心功能不全比较常见。其主要原因在于右心在表面，温度较其他心腔温度

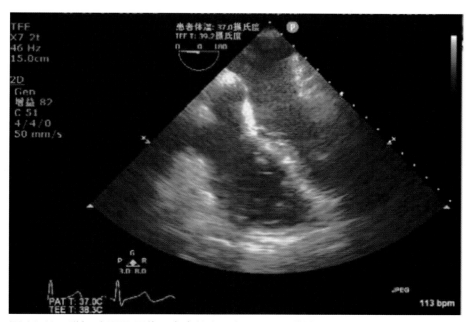

图 14-10　脱机时 TEE 图像：右室扩大，左心变小，收缩期室间隔及房间隔向左凸出

高，同时右心的灌注在体外循环中较左心偏少，心肌保护更差。但如果因为右心功能障碍导致的脱机困难应考虑是否合并其他原因，如右冠状动脉阻塞、扭曲、空气栓塞等。寻找原因并进行相应的处理才能挽救危机。

（二）主动脉瓣狭窄 CPB 前检查项目

1. 评价主动脉瓣

（1）是二叶瓣还是三叶瓣？

（2）瓣的开放程度、瓣口的开口径。

（3）瓣环是否钙化。

2. 选择合适的人工瓣

（1）测量主动脉瓣环。

（2）测量窦管交界处直径。

3. 评价冠状动脉开口

（1）开口部钙化？

（2）从瓣环到冠状动脉起始部的距离。

（3）左右冠状动脉开口哪一个容易术中闭塞（图 14-11）

4. 左室肥大

三、评价二尖瓣修复效果

★要点

● 停机后的 SAM 征内科治疗后是否需要手术。

● TEE 对于诊断治疗非常重要。

● SAM 使用强心药物和血管扩张药物会恶化循环。

● CPB 前 TEE 检查如果发现 SAM 征危险因子，应考虑改变术式。

（一）病例

1. 诊断　二尖瓣反流。

2. 手术方式　二尖瓣成形术。

3. 经过　脱机后低心排，使用升压药物无效。

4. TEE 所见（图 14-12）。

（1）收缩期二尖瓣前叶前向运动。

（2）左室流出道花色镶嵌血流。

（3）主动脉瓣收缩中期半闭锁。

（4）二尖瓣反流。

（5）室间隔肥厚。

5. 诊断　二尖瓣修复术后出现 SAM 征。

6. 应对及思考　停止使用硝酸甘油及多巴胺。加快补液，静脉使用艾司洛尔减慢心率以及降低心肌收缩力后好转。

二尖瓣成形术中，SAM 现象的发生率为 16%。当发生 SAM 现象时，若停用扩血管及正性肌力药物，并用容量治疗和升压

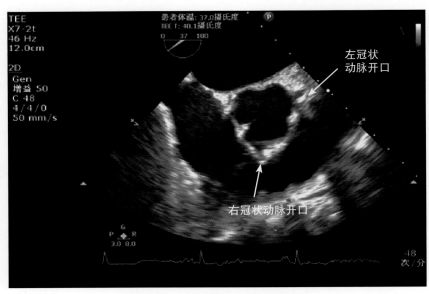

图 14-11　左右冠状动脉开口图像

处理后不能逆转时，应考虑再次体外循环，重新成形，降低二尖瓣后瓣的高度。

7. 其他　如二尖瓣反流仍较重或出现二尖瓣狭窄。

（二）CPB 脱机时血流动力学不稳定的原因

脱离 CPB 的过程对麻醉医师和患者而言都是一个艰巨的任务。术前心功能不全提示预后不良以及手术风险性增加。而停跳液的残留、心肌局部缺血、高钾血症等因素可能加剧心功能障碍导致脱机时血流动力学不稳定。

1. 左心功能异常　TEE 比心电图能更早更准确提供心肌缺血的信息。

● 手术前左室功能障碍：左室肥厚、左心功能不全。

● 心肌缺血：局部心肌运动减弱通常提示心肌缺血的存在。可能源于冠状动脉重建后仍有部分梗阻、空气栓塞、血栓、冠状动脉损伤或开口堵塞（损伤冠状动脉后壁、二尖瓣手术堵塞回旋支等）、主动脉夹层等因素。

● 心肌梗塞：TEE 上表现为局部心肌运动消失及反常运动。其原因可能源于主动脉阻断时间过长、术中心肌保护不佳、术前即存在心肌缺血的现象等。

2. 右心功能异常　术前存在肺动脉高压或右心功能不全。

● 心肌缺血：空气栓塞、冠状动脉开口阻塞（主动脉瓣置换术后）。

● 心肌梗死：发生原因与左心心肌梗死相似。

● 肺动脉高压：鱼精蛋白反应、高二氧化碳血症、代谢性酸中毒、关胸时压迫右室。

3. 心律不齐　心房颤动、窦房结损伤、房室传导阻滞等。

4. 二尖瓣反流

● 二尖瓣成形失败或机械瓣功能异常。

● 心功能不全所致二尖瓣功能性反流。

● 前负荷过重。

5. SAM 征

● 二尖瓣成形术后。

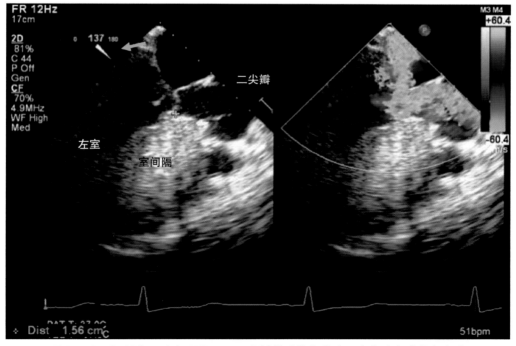

图 14-12　SAM 征：室间隔肥厚，二尖瓣前叶前向移动，左室流出道花色血流

● 左室肥厚：主动脉瓣狭窄；肥厚性心肌病。

6. 疏忽的心脏异常

7. 其他引起心肌抑制的原因

● 低氧血症：气胸、血胸。

● 高二氧化碳血症。

● 电解质异常。

● 酸中毒。

● 低温。

（三）SAM 征

1. 何时容易发生

● 二尖瓣瓣叶过长使对合缘偏向室间隔，二尖瓣前叶在收缩期向室间隔运动，导致左室流出道梗阻。

● 室间隔过度肥厚，导致左室流出道变窄，由于虹吸作用将二尖瓣前瓣吸引至室间隔导致流出道梗阻。

2. TEE 所见

● 左室肥大。

● 二尖瓣瓣尖冗长。

● 乳头肌位置异常。

3. 术式　使用"滑行技术"使对合缘侧移，进行"缘对缘"成形或直接换机械瓣。

4. 麻醉管理　心动过速、前负荷低、过多使用扩血管药或强心药、浅麻醉等。

5. SAM 征的预防　若存在后瓣冗长（前瓣 / 后瓣＜ 1.3）或瓣叶对合点到间隔的距离小于 2.5cm 时，应高度警惕术后 SAM 现象的发生。可采用滑行技术进行成形或用大成形环。

6. SAM 征的治疗

● 内科治疗：①扩容；②使用缩血管药物；③停用强心药物、扩血管药物；④ β - 受体阻滞剂。

● 外科治疗：①换大瓣环；② sliding leaflet 技术；③人工瓣膜置换术；④ Alfieri 方法。

第三节　血压突然降低

★要点

● 要想到血压为什么会突然下降。

● 查找原因。

● TEE 检查。

● 严重的低血压的原因。

1. 术中遭遇突然低血压，应该检查一些什么？　术中血压突然降低时，首先我们需要排除假象。因此第一步是触摸大动脉，明确是否血压真的降低。观察瞳孔和结膜情况以及术中出血情况，整体把握患者的状态是非常重要的。

（1）触摸大动脉。

（2）瞳孔和眼睑结膜。

（3）出血。

（4）血气、呼末二氧化碳浓度。

（5）肺动脉压和中心静脉压。

（6）心律和混合静脉血氧饱和度。

（7）确认动脉插管。

（8）TEE 确认心脏情况。

按照这个顺序可以快速排查血压降低的原因，但与此同时应注意的是 TEE 检查是放在最后一步进行的。

2. 总结心脏手术中突发的血压下降的原因　心脏手术中血压突然下降最常见于外科医师压迫动脉所致。例如主动脉缩窄或主动脉夹层手术中在左锁骨下动脉操作导致左侧桡动脉有创血压低。传感器位置的变化、堵塞、渗漏都可能引起有创动脉压的降低。另外，长时间的体外循环后可能导致血管麻痹，导致主动脉根部的压力与远端（桡动脉）压差。若心脏收缩力正常且容量充足，但外周血压仍较低时要考虑到这种情况。

排除上述原因后，应考虑过敏或出血的因素，最后一步才是排除左 / 右心功能不全的因素导致血压下降。

3. 术中血压突然降低时 TEE 检查　由于血压降低更常见的是左心功能的问题，因此 TEE 检查的第一个切面应是经胃基底段短轴切面（图 14-13）。左室容量降低可能源于前负荷不足或者外周阻力降低；而左室增大可能为容量负荷过多或者外周阻力过高所致。在这个切面也可以观察由于冠状动脉缺血导致的左室节段性运动障碍。

在食管中段四腔心切面可以观察二尖瓣、三尖瓣的反流情况，在不停跳冠脉搭桥（OPCAB）手术中，应用 Octopus 固定装置进行回旋支手术时可能因心脏的扭转出现右室流出道的梗阻。在食管中段的切面左右旋转探头可以探查左右胸腔积液的情况。

◆注意：保存术前的 TEE 检查图像。保存术前 TEE 检查图像能让检查者对比体外循环前 / 后心肌收缩力、容量变化的情况，能更好的判断血流动力学不稳的原因。

4. 要考虑右心功能不全　右心衰竭导致的低血压也比较常见。心脏移植术后，肺动脉压力升高导致右心功能不全甚至右心衰，血液不能通过肺动脉最后到达左心室，从而导致左室空虚、血压下降。

5. 其他可能的严重并发症　TEE 可帮助寻找诱发持续性或进行性恶化低血压状

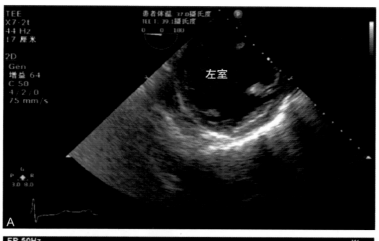

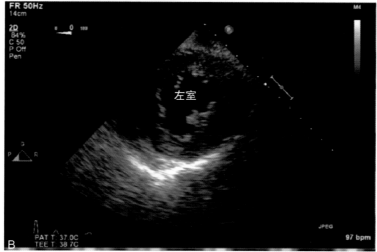

图 14-13　胃基底段左室短轴切面显示左室容量负荷
A. 显示左室容量负荷过多；B. 显示左室肥厚，容量不足

态的原因并为治疗提供参考意见。心脏压塞的诊断对于 TEE 而言比较容易。但有时还需要准确掌握心包积液的量及其潴留的部位，同时还需要评估导致心包积液的原因，如主动脉夹层或心室破裂等。急性肺栓塞导致急性右心衰从而诱发血压骤降，通常而言，TEE 比较难以寻找到肺动脉内明确的栓子，但右心房内的栓子以及间接征像可帮助诊断。

◆注意：心脏压塞的液体通常先累及右心系统。因此，TEE 检查时通常可见心包外液性暗区、右房/右室受压塌陷、下腔静脉扩张、反常性二尖瓣前向血流频谱（吸气相二尖瓣 E 峰下降 25% 以上）等征象。成人右房外侧液性暗区 3cm 以上通常提示心包积液有 500ml。

6. 主动脉夹层导致低血压的原因

● 左锁骨下动脉、无名动脉闭塞导致桡动脉压降低。

● 主动脉夹层导致的心功能不全。

● 主动脉夹层导致冠状动脉闭塞、狭窄。

● 主动脉夹层导致主动脉瓣大量反流。

● 股动脉、升主动脉以及腋动脉等假腔形成。

● 胸腔、腹腔大量出血。

因此需要 TEE 进行快速诊断、评估。

7. 预防 TEE 探头相互感染 有文献证实上消化管内镜检查后可能存在交叉感染，经食管超声心动图检查也存在相互感染的风险。因此做好 TEE 探头的消毒工作是必要的。每次进行检查后应立刻用肥皂水或异丙醇清洗探头，然后将其放置在戊二醛溶液中至少 20min（注意避免将操作柄浸泡其中），取出后用清水冲洗，干燥后放入一次性无菌套内悬挂放置。

二、脱机后 20/30min

★要点

● 心腔内空气的观察、及早处理。

● 注意右肺静脉。

● 右冠状动脉灌注区域缺血风险。

（一）病例

1. 诊断 感染性心内膜炎（二尖瓣重度反流）、房颤。

2. 手术方式 二尖瓣生物瓣置换、Maze 手术。

3. 经过 主动脉阻断 130min，体外循环时间 181min。主动脉开放后安置起搏器，DOA 5r 起搏后顺利脱机，SBP 100mmHg。脱机后 30min 突然出现血压下降。

4. TEE 所见（图 14-14）

①右心功能不全：右室扩大，左室小，室间隔向左偏移。

②心肌内高亮影：室间隔下侧壁、下壁。后乳头肌、右室游离壁心肌内可见高亮影（图 14-15）。

③心肌运动障碍

正常-过度收缩：前间隔、前壁、前侧壁；

运动消失-反常运动：下壁间隔、下壁、下侧壁；

心肌内高亮度影分布的心肌与运动减弱/消失的范围一致。

诊断：右冠状动脉空气栓塞，

右心衰，左室右冠状动脉支配区域运动异常。

（二）空气栓塞

1. 心腔内空气的处理要点是早期发现早期处理 主动脉开放前观察心室腔，尽早发现潴留的空气并早期排除。体外循环脱机后空气排除比较困难，因此在主动脉开放后及停体外循环前应将患者置于头低位，经升主动脉抽吸排气。

2. 潴留型空气 若心肌内的残存大量的潴留空气，容易在停机后导致空气栓塞。

3. 右上肺静脉 可以经右上肺静脉插管抽吸心腔内的气体。但需要注意的是，此排气方法只在肺循环恢复后才能有效实施。因此在脱机过程中，也可看到气泡影从左房进入肺静脉。

4.右冠状动脉　由于右冠开口较高，因此发生空气栓塞时通常影响的是右冠支配的区域。

5.处理方法

● 体外循环中：此阶段的空气比较好排出。应对方法为增加灌注流量，提高灌注压，

扩张冠状动脉。一般而言 10min 左右可以排出冠脉内的气栓。

● 体外循环后：气体排出比较困难。一旦发生冠脉气栓左室下壁及右室游离壁运动减弱、右心衰导致血压下降。血压下降后冠脉内的气体更难排出，室壁运动障碍更难解除，可能导致不可逆的心肌损害。

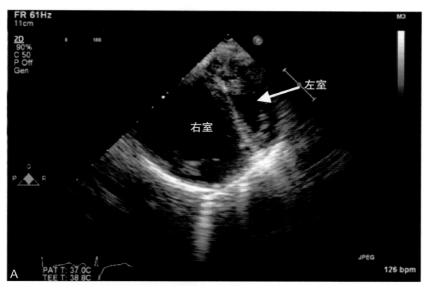

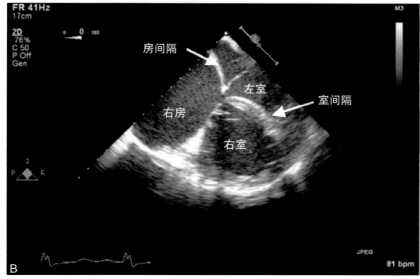

图 14-14　右心功能不全 TEE

A.左室短轴显示右室扩大，左室小，室间隔平直；B.食管中段四腔心平面显示右心增大，左心变小，房室间隔向左偏移

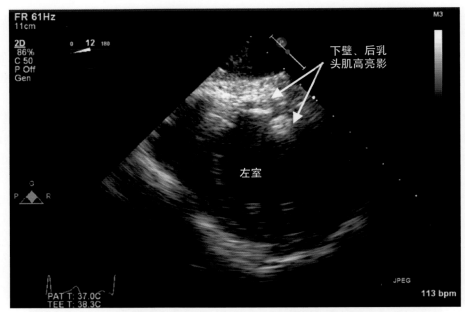

图 14-15　左室下壁、后乳头肌高亮影

6. 迟发性空气栓塞的可能性

● 肺静脉内的气体可能持续释放。

● 巨大左房、左室可能导致血流缓慢，空气排除不完全。

● 左心耳内可能残留大量潴留型气体。

（三）心腔内空气检查清单

1. 主动脉未开放前

● 确认左房内是否有潴留型空气（包括左心耳）。

● 确认左室内是否有潴留型空气。

2. 主动脉开放后　脱离体外循环前 - 脱离中

● 左室壁运动异常。

● 心肌内高亮气泡影。

● 左房内空气（浮游型 / 潴留型）。

● 左室内空气（浮游型 / 潴留型）。

● 肺静脉内空气（浮游型 / 潴留型）。

3. 脱离体外循环后（可以看到浮游空气）

● 左室壁运动异常。

● 右室扩大、右室壁运动异常。

● 心肌内高亮气泡影。

（四）处理措施

体外循环脱离后出现的冠状动脉气栓，可以通过向手术野吹入 CO_2 进行预防。手术过程中 TEE 仔细观察并在其指导下排气可尽量避免体外循环后出现冠状动脉气栓。在诊断冠脉气栓时，右心功能不全以及血压降低是其重要的依据，是否再次进行体外循环关键在于血压是否能在应用血管活性药后得以稳定。该患者持续低血压状态，ST 段抬高，再次体外循环后 60min，心肌运动有所恢复，谨慎的脱离体外循环。患者术后继续使用儿茶酚胺类药物并进行利尿处理，术后第二天拔除气管导管，但谵妄状态持续数天后好转。

三、脱机后 60min

★要点

要考虑到手术操作的影响。

要考虑到各种原因并寻找其证据。

心肌缺血持续存在。

不可逆的冠状动脉栓塞或狭窄需要改变或追加术式。

（一）病例

1. 诊断　主动脉瓣中度反流，二尖瓣中度反流，房颤。

2. 手术方式　双瓣置换术，Maze 手术。

3. 经过　主动脉阻断时间 248min，体外循环时间 292min。主动脉开放后，停机顺利。停机 60min 后，止血过程中突然出现血压下降。

4. TEE 所见　刚脱离体外循环机时左室心肌运动正常。TG 基底部短轴切面发现新发的节段性室壁运动障碍—下间隔、下壁、下侧壁。TG 两腔心切面发现下壁（基底部、中部、心尖部）、心尖部前壁运动减弱。

诊断：右冠状动脉压迫 / 闭塞，心肌缺血。

（二）脱离体外循环后低血压的常见原因及处理

1. 出血、鱼精蛋白反应、缺血再灌注损伤。

2. 处理：输液、输血补充前负荷；给予缩血管药物、儿茶酚胺支持治疗。

（三）心肌缺血的原因

并非局限于合并缺血性心脏病的患者。有些冠状动脉无病变的患者术后也可能出现心肌缺血。

（四）缺血的处理

1. 不可逆的危急情况　再次手术，必要时追加手术方式。

2. 一过性血压降低　维持血压并严密观察。

该病例属于第一类情况。

迟发性心肌缺血对预后有较大的影响，因此应早期诊断及早处理。虽然临床情况千变万化，但早期利用 TEE 检查仔细判断观察是重要的预防措施之一。

（五）检查清单

1. 左室的大小、收缩功能。

2. 右室的大小、收缩功能。

3. 室壁运动分析。

4. 瓣膜的运动。

（六）对策

新发生的室壁运动异常通常提示有心肌缺血的存在。查明原因及时处理是主要应对措施，同时应通知整个团队。该病例由心肌运动正常逐渐发展为室壁无运动，可以确信是有心肌缺血的存在，麻醉医师在寻找原因的同时通知了外科医生，迅速解除了冠脉的压迫，心肌缺血改善后心肌运动恢复正常。该患者因缺血范围较大，血压低至 60mmHg，有时当缺血范围比较小，血流动力学波动较小时，不一定需要再次手术，但也应及时处理，避免发生严重的心肌缺血甚至梗死的情况。

表 14-1　外科手术导致心肌缺血的原因

手术方式	原因	注意事项
冠脉搭桥术	不完全血运重建 灌注压下降	移植血管不通畅，血流量少 低血压
主动脉瓣置换术	冠状动脉开口闭塞 / 狭窄	瓣环上瓣膜（因瓣环径小） 带支架的生物瓣膜
二尖瓣成形 / 置换术	回旋支损伤	回旋支走行靠近二尖瓣瓣环
主动脉夹层	撕裂部位累及冠脉	冠状动脉内夹层
升主动脉置换术	冠状动脉开口狭窄 / 闭塞	冠状动脉移植时扭曲

（曾　俊　于　晖　葛亚力）

171

主要参考文献

1. 于晖，宋海波，王晟，等 . 围术期超声心动图学 . 北京：人民卫生出版社 , 2018.

2. Voci P, Bilotta F, Caretta Q,et al. Mechanisms of incomplete cardioplegia distribution during coronary artery surgery. An intraoperative transesophageal contrast echocardiography study. Anesthesiology, 1993, 79:904-912.

3. Miller RD, Neal H, Eriksson Lars, et al. Miller's Anesthesia. 8th ed. Philadelphia, PA: Churchill Livingstone, 2015.

4. Kaplan JA, David LR, Joseph SS. Kaplan's Cardiac Anesthesia:The Echo Era. 6th ed. Saunders, Elsevier Inc, 2011.

第 15 章　TEE 在非心脏手术中的应用

★要点
● 了解非心脏手术 TEE 应用指征。

● 熟悉急救 TEE 的诊断流程。

第一节　非心脏手术中应用 TEE 的基础知识

围术期 TEE 可以在非心脏手术中实时监测患者血流动力学指标，了解患者的前负荷、后负荷、心肌收缩状态及室壁运动情况，对心功能做出快速准确的判断，因此是非心脏高危手术和高风险患者中监测和管理血流动力学状态的非常好的工具。

非心脏手术中使用 TEE 主要针对以下两种情况：高风险手术和严重心脏病患者进行非心脏手术。在非心脏手术患者具有血流动力学不稳定等高风险，围术期 TEE 被用于实时监测血流动力学。目前的趋势是在有严重心脏病的患者比如射血分数（EF）低、心肌肥厚、严重瓣膜疾病或者先心病患者进行中度风险手术时，也会使用 TEE 监测。主动脉等大血管手术、肺钝挫伤、肝移植都会受益于 TEE 的应用。另外 TEE 有利于评估容量状态、心室功能、诊断严重的心脏瓣膜病变以及心脏压塞等，密切监测心输出量（CO）、对药物治疗的反应以及手术操作产生的影响。

一、围术期 TEE 检查切面

围术期全面 TEE 检查已经由 20 个切面扩展到 28 个切面，ASA/ASE 提出 11 个切面。本文提出 16 个切面来检查非心脏手术患者基础心脏解剖和血流动力学评估（图15-1）。

二、在非心脏手术中使用 TEE 的作用

1. TEE 检查会提供给麻醉医师以下的结构和功能

● 心室的结构和功能。

● 血流动力学参数，例如容量状态、心输出量、其他相关疾病。

● 瓣膜结构和功能。

● 心脏内肿物。

● 心内分流。

● 主动脉斑块以及急性主动脉疾病（例如主动脉夹层）等。

2. 心室结构和功能评估　TEE 超声实时监测左室和右室结构与功能。形态学上需要评估形状、尺寸、室壁厚度以及功能（包括室壁运动以及收缩、舒张功能）。

3. 左室收缩功能　非心脏手术中有相当一部分人血流动力学不稳定是因为左室收缩功能异常。快速视觉检查定量评估左室 EF 可以明确左室功能。这在经胃乳头肌短轴切面可以得到。EF 定量测量可以通过传统方法获得，比如 Simpson 法以及面积变化分数。这些定量方法要结合动态定性 EF 测量，因为围术期负荷情况通常是变化的并且可能导致错误的评估。重要的是，EF 在有特殊心脏病理情况比如二尖瓣反流或者室间隔缺损的患者中，解释时应谨慎。

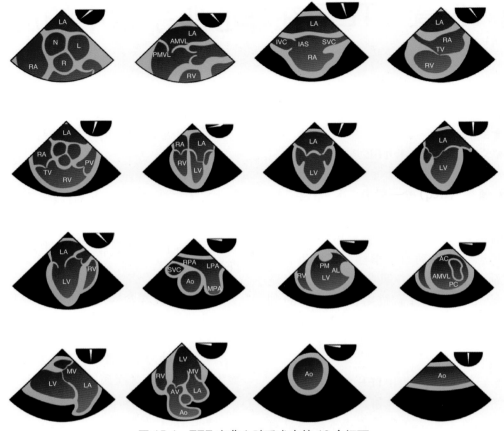

图 15-1　TEE 在非心脏手术中的 16 个切面

当诊断左室功能障碍，需要使用正性肌力药物。应严密监测左室滴定用药到理想的反应。单纯血压升高应该小心的解释，因为血管加压素导致后负荷增加会减少 LV 收缩力，混淆了 LV 功能障碍。

4. 评估节段性室壁运动不良（RWMAS）　超声心动图是发现围术期心肌缺血的敏感指标。左室节段功能从左室壁运动和收缩期增厚获得。乳头肌切面通常用来发现RWMAS，而基底部和心尖切面也用来检查。一旦发现新的 RWMAS 并开始治疗，就应该持续监测室壁运动。

持续存在治疗无效的 RWMAS 意味着急性冠脉综合征，包括心肌梗死。新出现二尖瓣反流或者反流加重也是心肌缺血的早期心动图特征。RWMAS 通常分类为：

- 正常或者运动过度。
- 运动减低（增厚减少）。
- 不运动（没有增厚）。
- 反向运动（收缩变薄或者瘤样改变）。

5. 左室舒张功能　当前负荷和收缩力没有变化而患者出现血流动力学不稳定，应将舒张功能障碍列为鉴别诊断。非心脏手术患者舒张功能障碍是重要心脏不良事件的高风险因素。在高风险患者以及心脏收缩功能正常但是存在心慌、气短症状的患者中应评估舒张功能。可根据二尖瓣血流、肺静脉血流多普勒参数评估舒张功能障碍的严重程度。左室舒张功能改变和急性舒张功能障碍造成血流动力学不稳定在主动脉手术患者中已经有报道，早期发现和治疗非常重要。

6. **右室功能**　急性和慢性右室功能障碍会导致血流动力学明显的波动。慢性右室功能障碍通常包括右室心肌肥厚或者扩张以及右心房扩大。右室心衰特殊的心动图表现包括心室游离壁活动减少 / 不活动、室间隔形态和运动异常、右室形态失去三角形 / 新月形，三尖瓣瓣环收缩期幅度减少（TAPSE）。游离壁和室间隔运动的定性评估通常就够了。

急性右室障碍可能是肺动脉栓塞引起，观察近段肺动脉是否有血栓，肺血管阻力突然增加造成急性肺动脉高压的发展（肺动脉栓塞和其他病理）会导致右室功能障碍。肺动脉收缩压或者右室收缩压可以通过测量三尖瓣反流和右房压来测量。后者和下腔静脉（IVC）大小和随着呼吸直径的变化有关。IVC 可以通过经胃切面顺时针找到肝脏之后，轻轻回撤探头 30°～ 50°可见图像。M 型测量 IVC 直径和变化。自主呼吸的患者可测量 IVC 直径并评估塌陷率。机械通气患者，评估膨胀性（扩大性）而不是塌陷率（根据通气时胸内压的变化）。IVC 直径大于 2cm 而没有或者呼吸变异度最小（塌陷率或者膨胀率＜ 50%）被认为右房压升高（＞ 15mmHg）。

多普勒测量的最佳角度是平行于三尖瓣反流方向，可使用改良双心房上下腔静脉切面。右室收缩压≥ 35mmHg 表明肺动脉高压，特别是合并右室衰竭的症状时。治疗目标是减少右室后负荷。超声心动图是监测药物滴定剂量和药物治疗有效性的理想工具。

7. **评估前负荷**　容量过多或者容量不足都和外科患者预后相关。现提倡据患者自身因素及疾病种类等进行个体化的精准补液治疗，以优化心脏负荷，减少相关并发症，同时利于术后恢复。在大手术中使用目标导向液体治疗或者液体出入零平衡有优势证据。高危患者或者手术中很多有创和无创监测被用于液体治疗。在这当中，超声被认为是指导目标导向液体治疗的理想的工具。应用 TEE 测量左室舒张末面积（left ventricular end diastolic area，LVEDA）则能更准确地反映前负荷的变化，并能及时反映药物作用、体位改变及液体治疗对前负荷的影响。常用方法为通过经胃乳头肌短轴切面（TG mid SAX）测定 LVEDA，主要用于动态比较 LVEDA 的变化来快速评估 LV 容积。

和基础值相比 LV 腔减少（收缩末期和舒张末期）或者闭合可能提示低容量。左室长轴切面二尖瓣环下 1cm 处是监测和评估左室容量状态的可靠平面。根据呼吸变异度，在自主呼吸患者以及机械通气患者中 TEE 监测 TG 切面 IVC 直径变化是容量评估的另一个指征。其他容量指标包括 IVC 膨胀性、右房尺寸、室间隔变扁（左室 D 字形）、三尖瓣反流增加、直腿抬高试验阳性等。

8. **心输出量和血流动力学监测**　监测心输出量（CO）变化是危重患者血流动力学管理的重要组成部分。超声心动图成为测量监测 CO 变化的新选择，而肺动脉导管（PAC）使用率逐渐减低。严重心脏疾病血流动力学管理的目标是在围术期维持理想的组织灌注。

从技术上来说，在瓣膜横截面测量 VTI 从而得到 SV 和 CO，也可以通过舒张期和收缩期的差异评估出来。绝大多数超声系统都有软件包来自动测量。最好的测量 CO 方法是左室 LAX 和 VTI。RV 的 CO 从右室流入流出道切面测量。心律不齐例如房颤患者的测量，可能需要多次测量 LV 流出道的 VTI。

9. **其他相关病理生理情况**

（1）左室流出道梗阻：左室或者右室流出道梗阻会导致围术期患者血流动力学不稳定。二尖瓣前叶收缩期前移（SAM）

在心肌肥厚患者中是左室流出道梗阻最常见的原因。超声心动图是麻醉医师唯一能够得到的诊断和评估 LV 流出道梗阻严重性、优化前负荷评估治疗效果的有效工具。右室流出道梗阻很罕见但是在肺移植手术中、心脏手术后 ICU 常和血流动力学不稳定相伴发生。

（2）Takotsubo 心肌病：又叫作应激性心肌病或者心碎综合征，比预想中的更多见，能导致血流动力学不稳定。可能在围术期因为手术应激和过多的交感神经刺激而促发。超声心动图表现包括左室心尖球样而基底部正常或者活动过度。

10. 瓣膜损伤 围术期目的是使通过反流或者狭窄瓣膜的容量变化最小化从而使心输出量最大化。严重瓣膜疾病患者会出现血流动力学极度不稳定。这时，TEE 监测舒张末期充盈和心室收缩性以指导血流动力学管理获取最大心输出量。

11. 心内肿物 感染患者瓣膜赘生物是围术期血流动力学不稳定的一个挑战。通常，赘生物在低压区和瓣膜的上游、结合线上。心内肿物（原发性或者继发性）根据大小和部位，在围术期对血流动力学起到负作用。左房肿物最常见为黏液瘤，但是继发肿物比原发更多见。心内血栓在急性前壁心肌梗死或者心输出量低的不稳定患者中是重大的发现。心内血栓常在起搏器、置入导管等情况中出现。

12. 低氧 是围术期常见的问题。不能用呼吸系统原因解释的低氧应考虑是否是心源性的。

（1）心内和肺内分流：在围术期右向左分流造成血流动力学不稳定和顽固性低氧血症。彩色多普勒和震荡盐水试验可以帮助分流诊断。通过房间隔或者卵圆孔未闭右向左分流是低氧血症最常见的原因。卵圆孔未闭（PFO）或者其他心内分流会增加矛盾栓塞或者低氧的风险，尤其在骨

科、神经外科、创伤、腹腔镜手术。右心系压力增高时低氧风险更高，可能伴随肺动脉高压、右心功能障碍、肺栓塞、肺叶切除术。正常血压下，可以使用减少右心系压力的治疗策略。偶尔见肺动静脉瘘患者出现右向左分流，震荡盐水试验会显示气泡延迟到达左心房。

（2）肺内血栓、空气、脂肪栓塞监测：肺栓塞（PE）会造成血流动力学不稳定和低氧血症。当和其他监测相比，超声心动图是诊断 PE 特异性和可依赖的工具。可直接在肺动脉或者近端分叉观察到血栓，但是在远端栓塞不可见时，更常见到右室出现急性过负荷，如 RV 扩大和功能障碍而心尖收缩力保持完好（McConnell's sign）。

为达到更好地手术暴露、脑脊液引流以及神经保护，部分神经外科医师选择坐位或半坐位手术，但随之而来的问题便是空气栓塞。严重的空气栓塞可导致冠状动脉或脑血管的栓塞，引起致命性的后果。而 TEE 监测可在不影响手术操作的同时，及时发现是否存在气栓现象。发现气栓信号后，在外科医师湿润手术创面并用骨蜡封堵颅骨断面的同时，麻醉医师可立即压迫双侧颈静脉，经中心静脉导管进行抽气处理。

另外，在髋关节置换手术中，由于骨水泥、假体的植入，由骨髓脂肪或空气等形成的栓子随股静脉通路迁移，可引起肺血管阻力增加、右心衰竭，甚至会造成肺栓塞和心搏骤停等致命性损伤，但常规监测却无法发现这些小栓子。术中可用 TEE 在骨水泥注入、假体植入及关节复位时进行重点监测，以便尽早发现问题，及时处理，避免造成严重后果。

（3）胸腔积液：严重胸腔积液会导致术中低氧，根据病因和病程超声的表现可能会不同。血胸或者血肿都会出现肺实变。TEE 图像中，左侧胸腔积液表现为降

主动脉后出现回声暗区，将探头转至四腔心右侧前进探头直到看到肝脏，可以看到右侧胸腔积液。TEE 可以看见 20ml 胸腔积液，而胸片需要胸腔积液 200ml 才能看到。低氧患者很常见胸腔积液、B 线以及肺不张。

13. *心包积液和心脏压塞*　通过判断在心包腔内有无回声区来诊断心包积液很容易。超声诊断心包积液的价值非常重要。TEE 会显示被压迫的心腔以及心室充盈受损。心包周围的液体量不总是和心脏压塞相关，特别是当心包周围液体是慢性聚集时。早期发现这种威胁生命的病症，特别是在创伤患者中，可以让我们在紧急心血管塌陷之前采取快速处理。超声心动图表现包括心包积液、心包积液合并右房塌陷以及血流动力学不稳定。但是心脏压塞是临床而不是超声心动图的诊断。单纯心包周围渗出明显也可能会导致通气不充分和围术期血流动力学不稳定。

14. *主动脉病变*　在主动脉夹层和主动脉瘤患者中，TEE 诊断价值明显高于 TTE。它在评价主动脉瓣功能时不仅可显示主动脉病变的部位、范围，还能显示主动脉夹层原发破口的部位和大小，以及是否累及冠状动脉等。

检查主动脉粥样斑块硬化、主动脉瘤、主动脉夹层是 TEE 检查重要组成部分。TEE 对升主动脉和胸段降主动脉病例监测的敏感性达到 100%。因为气管里有气体（以及左主支气管）阻碍了超声传播，TEE 可能看不见升主动脉远端。使用食管中部（ME）和经胃（TG）切面，要系统检查从升主动脉到腹主动脉近端。

升主动脉在 ME 切面长轴和短轴切面可见。降主动脉要同时检查长轴和短轴。如果发现粥样斑块，需要报道部位和严重程度。推荐使用五点分级：1 级，正常主动脉；2 级，内部厚度 > 2mm；3 级，斑块厚度 < 5mm（凸向管腔）；4 级，斑块厚度 > 5mm；5 级，不管斑块厚度，它是可移动的。要检查主动脉形状和大小来确认是否有动脉瘤。发现将主动脉分为真腔和假腔的内膜片意味着主动脉夹层。彩色多普勒可以找到两个腔之间的连接点（例如入口和出口）。TEE 可以诊断主动脉瓣关闭不全，发现主动脉夹层相关的冠状动脉小孔。血流动力学不稳定的患者，胸部严重创伤合并后背痛的临床表现意味着主动脉夹层，应该立即开始 TEE 检查。在多个切面小心的观察主动脉以发现血肿、内膜破裂、横断、夹层或者伪像。彩色多普勒可以协助诊断假腔和进入点的血流。TEE 还可以指导瘤样疾病内膜修补。胸主动脉安放支架过程中，在放置点可以发现斑块，在真腔确认导丝，发现内膜漏口。

TEE 在非心脏手术围术期的应用具有重要意义，可作为医生的"第三只眼睛"。传统血流动力学管理的中心目标在于增加心输出量，而如今联合食管超声心动图，使得血流动力学管理目标走向增加心泵功能、优化组织和细胞的灌注等更为精细的水平上。

三、TEE 在不同非心脏手术类别中的应用

1. *血管手术*　与其他非心脏手术相比，腹主动脉和周围血管手术常伴有心脏疾患，且死亡率高。在行周围血管或颈动脉手术患者中，不稳定心绞痛、充血性心衰、心肌梗死或心源性猝死等心脏事件发生率约为 5% ～ 18%，而腹主动脉手术患者心脏事件发生率高达 25%。因此在非心脏手术中，血管手术应用 TEE 的指征最高。TEE 发现心肌缺血比 ECG 或肺动脉导管灵敏，因为 TEE 可以识别心肌缺血引起的心泵机械性（收缩舒张性）异常，表现在局部室壁运动异常（SWMA）和收缩期室壁增厚

率降低，而此时 ECG 无改变。因此 TEE 具有早期诊断心肌缺血的优点，且可用于观察和指导干预性治疗的效果。

TEE 在血管外科中的新用途包括在脊髓成像、脊髓动脉成像和内脏动脉成像中的应用。TEE 能够进行腹腔动脉、肠系膜动脉和肾动脉成像，对手术实时评估，如评价灌注、阻断的位置。TEE 还可用于评价主动脉内膜支架张开情况和功能。

2. 胸科手术　术后肺血管系统的大部分切除，可导致右室后负荷急性增加，引起右心室衰竭。TEE 可通过持续监测右室功能来优化前负荷和心肌变力性药物的使用。

3. 肺移植手术　术中 TEE 可用于评价右室功能和寻找移植后低氧血症的潜在因素（肺动脉栓塞、心内分流等），而且可判断肺动静脉吻合部位是否梗阻。一项研究显示，25% 的肺移植患者被 TEE 诊断出肺动脉栓塞、潜在卵圆孔、房间隔或室间隔缺损，并必须接受另外的手术治疗。此外，超声心动图还发现超过 30% 的肺血管吻合异常，需进行进一步手术治疗。

4. 骨科手术　骨科手术严重围术期心脏并发症的主要原因是脂肪、空气和骨髓栓塞，进入肺动脉，引起肺血管阻力增加和右心衰。股骨颈骨折患者接受骨水泥式髋关节假体植入手术时，由于将骨水泥压入骨髓腔或装置假体时可导致损伤、出血、低血压和促凝物质的释放导致血液变成高凝状态，进而引起肺微血管和冠脉中纤维蛋白形成。术中 TEE 有助于诊断栓塞、右室功能失常和心肌缺血。

超声能够观察到产生回声的物质分为两种形式：粟粒状颗粒或散在的大颗粒，粟粒状颗粒很可能代表低温的血和空气，而大颗粒很可能是血栓。

5. 神经外科手术　患者发生蛛网膜下腔出血可引起心肌酶谱的释放和超声能见性的室壁运动异常。另外 25% ～ 50% 神经外科手术及 76% 坐位开颅手术可能发生静脉气栓（VAE），并可导致血流动力学和肺功能不稳定。计划接受坐位开颅手术的患者，应在术前或麻醉诱导后立即行超声心动图评估，以明确是否存在心内分流。

6. 产科手术　患有心脏病（包括充血性心脏病、CAD、心肌病及心脏移植等）的高危产妇接受围生期检查已越来越普及。此外，患者对正常妊娠血流动力学变化的耐受力受到许多妊娠相关情况的影响，包括妊高症、肺动脉栓塞、出血和围生期心肌病等。虽然从成本 - 效益角度分析，正常分娩期间超声心动图检查并不经济，但该检查应该应用于高危产妇的评估中。

7. 肝移植手术　尽管存在凝血功能障碍和胃食管静脉曲张，TEE 仍然可安全地应用于肝移植患者，有报道称其出血并发症发生率为 1% ～ 2%。在肝移植中，TEE 监测在 > 50% 的患者中会有新发现，可改进患者的血流动力学管理，并对 11% 患者的围术期管理产生影响。肝移植中可快速鉴别诊断移植肝再灌注时或肝门开放时循环不稳定的可能因素：右心衰，心肌缺血，肺栓塞等。也可诊断由于永久卵圆孔未闭引起的反常栓塞。

TEE 在非心脏手术中应用广泛，最常用于血流动力学不稳定患者的抢救和心血管意外高发患者的监测，其应用价值已得到高度认可，随着手术患者的老龄化，伴随疾病的增加，TEE 在术中的作用会更加重要。

第二节　急　救　TEE

围术期急救 TEE 的指征包括：原因不明的持续性低血压（对传统治疗方法无效）、持续不明的低氧血症、低心输出量或心力衰竭和术中心脏骤停。

急救 TEE 关注点包括：左室和右室收缩情况、室壁运动情况、患者容量状态、瓣膜情况、是否有心室流出道梗阻、心包积液、心脏压塞和心腔内肿物或者血栓。

当进行急救 TEE 时，医生要首先评估左室收缩功能、左室舒张容积是否充分，心包积液需要进一步检查。当没有发现血流动力学不稳定的直接原因时，应考虑做 16 个切面检查。急救 TEE 检查流程对于及早识别血流动力学不稳定的病因是很好的方法，可参考图 15-2 所示流程图进行。

在 CPR 过程中，超声除了提供可视化的脉搏检测外，还提供诊断信息，但 TTE 的使用可能增加胸外按压暂停时间。美国的一项回顾性研究通过心搏骤停复苏录像，比较了 TEE、TTE 和人工脉搏检查的胸外按压暂停时间，结果显示：TEE 提供最短的平均脉搏检查时间（9s），TTE 的平均脉搏检查持续时间为 19s，手动检查为 11 秒 s。该研究结论：TEE 检查心脏骤停复苏时的脉搏时间较 TTE 短，并进一步强调在心搏骤停复苏时，应用 TTE 进行超声检查时，应注意胸外按压暂停时间。

急救 TEE 中，LV 收缩功能和容量状态快速评估可通过胃底短轴乳头肌平面图像获得。容量负荷不足的超声心动图征象是收缩末期心室腔消失，俗称"乳头肌接吻"，这一现象提示低血容量，但不具有特

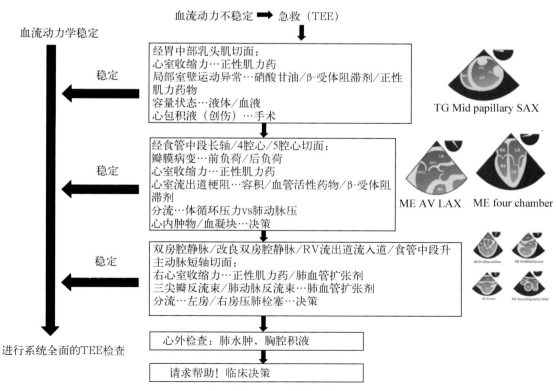

图 15-2　急救 TEE 流程

异性，因为血管阻力降低和应用正性肌力药也会影响收缩末期心室容量。

创伤性心脏损伤迅速而准确的诊断对提高患者的存活率至关重要。在贯通性胸部损伤研究中，超声心动组在 15min 内完成评估和诊断，而未行超声心动组需42min。前者的存活率为 100%，而后者仅为 57%。与经胸超声心动图（TTE）相比，TEE 对诊断心脏和血管损伤及其血流动力学评估更有意义，并且在 9～15min 内即可完成。

TEE 和 TTE 有很多共同点，许多切面和视图是相似的，只是它们的投影方式有所不同。他们用于评估心脏的解剖结构和功能的作用是相同的，血流动力学的监测依赖于以多普勒为基础的血流速度计算，心脏压力、瓣膜功能、每搏量测量。TEE 操作者需要学习远距离控制探头的方法，其实 TEE 的探头操作比 TTE 更容易掌握，因为探头只需要在食管中进行定位。心脏后方的结构例如左心房、左心耳和肺静脉等更靠近 TEE 探头，因此比 TTE 更容易看到，而心尖等心脏结构 TTE 的成像效果更好。但是左心房大小的测量是例外，它需要在 TTE 下进行测量而不是 TEE。总而言之，由于 TEE 探头更靠近心脏且没有软组织、骨性结构和膨胀的肺的干扰，并且 TEE 探头频率比 TTE 更高，因此可以给出分辨率更高、解剖结构更清晰的图像。但是 TTE 比 TEE 更容易测量三尖瓣反流速度，这是由于 TEE 很难获得可接受的多普勒测量角度。

第三节　TEE 技术在肾癌合并下腔静脉癌栓中的应用

一、肾癌合并下腔静脉癌栓的特点

肾细胞癌具有向静脉系统血管腔内扩散的生物学特征，侵犯血管内的肿瘤组织称为静脉癌栓，其中 10%～25% 累及下腔静脉，甚至延伸至右心房，此类患者被称为肾癌伴腔静脉癌栓的患者。如不进行外科干预，这部分患者的中位生存时间仅为 5 个月，1 年疾病特异生存率仅为 29%。现有研究结果表明，根治性肾切除及下腔静脉癌栓取出术可使无远处转移患者的五年生存率达 30%～72%，已成为治疗肾癌合并下腔静脉癌栓的最佳方法。

肾癌伴下腔静脉癌栓的手术方式及并发症发生率与癌栓分级密切相关。有学者报道，Ⅳ级癌栓的手术并发症发生率可达46.9%，并发症包括出血（25%）、肺栓塞（9.4%）、伤口感染（6.3%）、急性肾衰竭（6.3%）等。该类手术麻醉管理的难度主要在于术中出血和癌栓脱落的风险、血管阻断期间循环的剧烈波动以及对重要脏器功能的保护。

二、肾癌合并下腔静脉癌栓的分级标准

肝脏的解剖结构存在第一肝门和第二肝门。其中，第一肝门是门静脉、肝胆管及肝动脉出入肝脏的位置；第二肝门在腔静脉沟的上端处，是肝左、中、右静脉出肝后注入下腔静脉的位置。在此基础上，根据癌栓的具体位置，将其进行分级，其中最常使用的分级方法的就是经典梅奥分级（表 15-1 和图 15-3）。

中国人民解放军总医院依据腹腔镜或机器人辅助腹腔镜下微创治疗，将下腔静脉的癌栓进行分级，建立了下腔静脉癌栓 301 分级系统（图 15-4 和表 15-2），便于为各类分级标准制定相对应的手术策略。

表 15-1　肾癌合并下腔静脉癌栓经典梅奥（Mayo Clinic）分级

0 级	肾静脉型	癌栓局限在肾静脉内
Ⅰ 级	肾静脉型	位于下腔静脉内，癌栓顶端距肾静脉开口处≤ 2cm
Ⅱ 级	肝下型	位于肝门以下的下腔，癌栓顶端距肾静脉开口处＞ 2cm
Ⅲ 级	肝内型	癌栓位于肝内下腔静脉，但在膈肌以下水平
Ⅳ 级	膈上型	癌栓位于膈肌以上的下腔静脉，有时可延伸至右心房内

表 15-2　肾癌合并下腔静脉癌栓 301 分级系统

分级		定义
0 级	0a 级	局限于肾静脉内
	0b 级	局限于肾静脉内但癌栓超过肠系膜上动脉（左侧）
Ⅰ 级		侵入下腔静脉，肾静脉开口与第一肝门水平之间
Ⅱ 级		第一肝门水平与第二肝门水平下 1cm 之间
Ⅲ 级		第二肝门水平下 1cm 与膈肌下 1cm 之间
Ⅳ 级		膈肌以上的下腔静脉

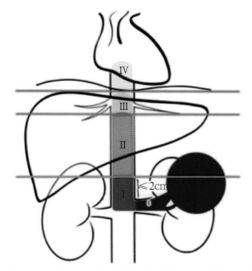
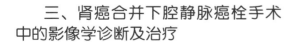

图 15-3　肾癌合并下腔静脉癌栓经典梅奥分级

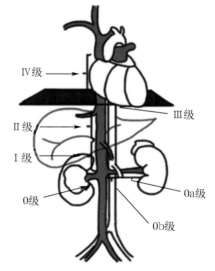

图 15-4　肾癌合并下腔静脉癌栓 301 分级系统

三、肾癌合并下腔静脉癌栓手术中的影像学诊断及治疗

1. TEE 在肾癌合并下腔静脉癌栓手术中的作用（图 15-5）

（1）确认肿瘤的位置。

（2）判断和评估患者循环状态。

（3）指导肾脏肿瘤的摘除。

（4）体外循环（CPB）导管位置的确认。

（5）残存肿瘤的确认。

2. 使用 TEE 确认肿瘤位置，并决定手术的策略　术前超声、CT、MRI 诊断，术中根据 TEE 检查结果确定或变更手术方式。在下腔静脉的长轴像或短轴像可以确认癌栓的位置，尤其是癌栓顶端与肝静脉的位置关系、是否进展到右心房内，此外癌栓的移动性或下腔静脉的闭塞程度的确认都很必要。

　　图 15-6 为术前提示存在右心房癌栓，经过外科游离右侧股动静脉，预置 CPB 插管后，麻醉医师发现右心房内癌栓消失，后在离右心房入口约 3cm 的下腔静脉管腔内发现癌栓顶点。癌栓分级从Ⅳ级变Ⅲ级，外科手术操作简化，避免 CPB，患者术后住院时间缩短。

　　术中癌栓的分离操作可引起癌栓脱落，

存在发生肺栓塞危险。用 TEE 或腔内血管超声监测癌栓的尖端、形态的改变等，若癌栓突然消失，考虑可疑发生肺拴塞，同时伴有右心功能不全或发现明确肺栓子，需要紧急开始 CPB 或肺动脉癌栓的摘除等治疗措施。

　　随着影像技术的发展，超声、CT、MRI 诊断肾癌合并静脉癌栓具有无损伤性、准确率高等特点，是目前诊断肾癌合并下腔静脉癌栓的最好方法。超声表现中癌栓

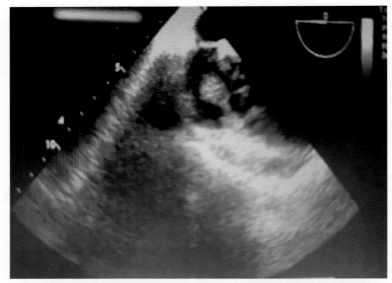

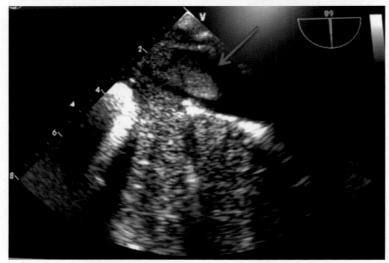

图 15-5　患者术前诊断为左肾肿瘤，TEE 超声示下腔静脉左肾静脉水平

多表现为肾静脉及下腔静脉内的圆形或条带性实性光团，静脉管腔增粗可随呼吸运动而浮动，癌栓大时可见下腔静脉阻塞现象，远端下腔静脉扩张以及 Valsalva 现象消失。下腔静脉内散在回声结节，局限性或普遍扩张，弥漫低回声时提示有癌栓可能性（图 15-7）。但因肠道气体或患者肥胖等原因不能正确诊断，而 TEE 从食管后方看，有一定优势。

3. TEE 在此类麻醉管理中的作用　主要包括左心室的大小和室壁运动、右心室大小和室壁运动异常、各瓣膜有无狭窄或反流，此外指导下腔静脉滤器的放置、循环功能监测等肺栓塞并发症的控制等。

肾癌合并下腔静脉癌栓的管理要点包括：

（1）术前要重点查看影像学检查结果，包括肿瘤的类别、瘤栓的长度、是否浸润腔静脉壁等，了解具体的手术方式。麻醉诱导后放置 TEE 探头能够进一步明确甚至可纠正术前诊断。

（2）要备足血制品，开放大口径静脉

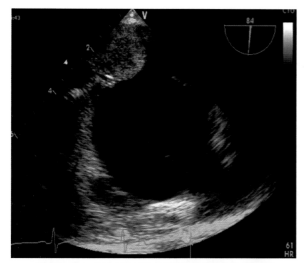

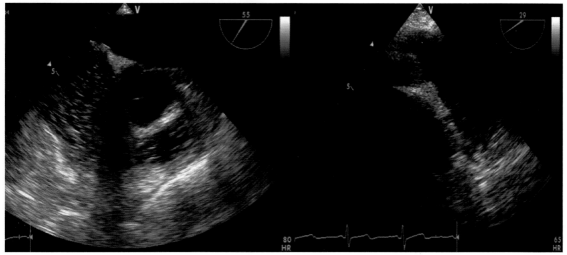

图 15-6　TEE 食管中部两腔心切面显示右心房和腔静脉处可见大块癌栓，后栓子从右心房脱落，发生癌栓导致的肺栓塞嵌顿

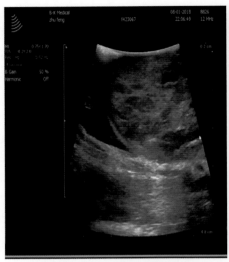
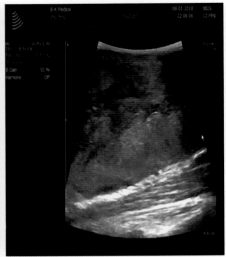
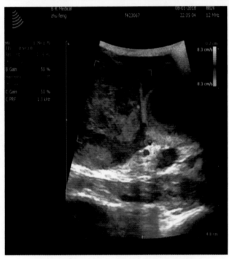

图 15-7　术中腔内超声 - 从左至右分别为下腔静脉癌栓近心端、瘤体和远心端

通路。

（3）防止癌栓的脱落，文献报道此类手术中肺栓塞发生率约为 1.5%，一旦出现死亡率为 75%。预防的关键步骤是尽早在癌栓近心端阻断下腔静脉与相关血管，获得清晰的视野并完整取出癌栓。目前对Ⅳ级癌栓的常规处理方法仍然是需要建立CPB，必要时辅助低温停循环，以获得清晰的视野。CPB 及低温会增加凝血功能障碍、肾功能障碍甚至急性肾衰竭的风险，最主要的并发症是术后出血，发生率大约 3%。因此，对于在 CPB 下取栓的患者应积极纠正凝血功能紊乱、关注肾功能的保护。

（4）强调 TEE 监测在此类手术中的应用，TEE 能够进一步明确甚至可以纠正术前诊断，同时提供癌栓的即时信息实现动态监测。对于Ⅳ级癌栓患者，由于心房内占位漂浮导管的放置难度增加，而 TEE 可以实时观察心脏的前负荷及收缩功能，可指导术中补液以及血管活性药物的选择。

（傅　强　于　晖　王　锷）

主要参考文献

1. Feiql GC, Decker K, Wurms M, et al. Neurosurgical procedures in the semisitting position:evaluation of the risk of paradoxical venous air embolism in patients with a patent for foramen ovale. World Neurosurg, 2014, 81:159-164.

2. Timothy S, Neil G, Bruce J, et al. Transesophageal echocardiography for detection of propagating, massive emboli during prosthetic hip fracture surgery. Lowa Orthop J, 2010, 30:211-214.

3. Fayad A, Shillcutt SK. Perioperative transesophageal echocardiography for non-cardiac surgery. Can J Anaesth, 2018, 65:381-398.

4. Narasimhan M, Koenig S J, Mayo PH. A dvanced echocardiography for the critical care physician:part 1. Chest, 2014, 145(1):129-134.

5. Fair J 3rd, Mallin MP, Adler A, et al. Transesophageal Echocardiography During Cardiopulmonary Resuscitation Is Associated With Shorter Compression Pauses Compared With Transthoracic Echocardiography. Ann Emerg Med, 2019, 73:610-616.

6. Hirono M, Kobayashi M. Tsushima T, et al. The impacts of clinicopathologic and operative factors on short-term and long-term survival in renal cell carcinoma with venous tumor thrombus extension:a multi-institutional retrospective study in Japan. BMC Cancer, 2013, 13:447.

7. Wang BJ, Li HZ, Huang QB, et al. Robot-assisted retrohepatic inferior vena cava thrombectomy: first or second porta hepatis as an important boundary landmark. Eur Urol, 2018, 74:512-520.

8. Psutka SP, Boorjian SA, Thompson RH, et al. Clinical and radiographic predictors of the need for inferior vena cava resection during nephrectomy for patients with renal cell carcinoma and caval tumour thrombus. BJU Int, 2015, 116:388-396.

9. Adams LC, Ralla B, Bender YY, et al. Renal cell carcinoma with venous extension:prediction of inferior vena wall invasion by MRI. Cancer Imaging, 2018, 18:17.

10. Aslam Sohaib SA, Teh J, Nargund VH, et al. Assessment of tumor invasion of the vena caval wall in renal cell carcinoma cases by magnetic resonance imaging. J Urol, 2002, 167:1271-1275.

11. Essandoh M, Tang J, Essandoh G, et al. Transesophageal echocardiography guidance for robot-assisted level III inferior vena cava tumor thrombectomy:a novel approach to intraoperative care. J Cardiothorac Vasc Anesth, 2018, 32:2623-2627.

12. Wang BJ, Li HZ, Ma X, et al. Robot-assisted laparoscopic inferior vena cava thrombectomy: different sides require different techniques. Eur Urol, 2016, 69:1112-1119.

第四部分　难　　点

第 16 章　超声原理和伪像

第一节　超声原理

★要点
- 从图像推导原理。
- 从反射的原理开始。
- 脉冲重复频率（PRF）。
- 脉冲重复周期（PRT）。
- 衰减。
- 多普勒和彩色多普勒成像。

一、从四腔心切面的二维（2D）图像来推导超声波探头发射的信号和心脏组织深浅的关系

超声心动图成像系统是通过发射高频声波（即超声波），在体内传播遇到组织结构后反射回超声仪，经处理后产生图像的过程。超声探头既是机械振动器也是接收器，当其与食管（经食管超声心动图，TEE）、皮肤（经胸超声心动图，TTE）或心脏（心外膜超声心动图）接触后使组织产生振动，交替压缩和拉伸作用区域，产生了声波。声波在均质的组织中平稳传播，直到在两个组织之间的交界面发生声阻抗的变化，垂直于界面的声波将产生镜面反射返回至超声探头，剩余的超声信号则会发生折射、散射和衰减。因此在探头发射声波后即进入了"静止期"，在此时间内等待接收反射回来的信号，此时间即为延迟时间。

超声传感器记录每个反射信号的延迟时间和强度，并基于两要素进行成像。由于组织中的声速是恒定的，通过时间延迟可以精确地计算出探头与成像组织的距离，从而构建心脏的图像。浅表位置从发出信号到接收信号时间很短，而深部位置时间很长。因此从二维图像上可以反映出组织的深度，超声心动图扇形图像的顶点即为探头所在位置，根据探头所放置的部位可推断出组织的深浅程度。如 TTE 中，探头位于皮肤表面，因此距离探头近的结构较浅，而越远的图像组织越深。

二、从反射的原理开始理解图像的黑和白

为何左房是黑色，二尖瓣是白色？超声波反射回来的信号越多，图像越白？如何理解反射强度？

二维超声心动图将声束传播途径中遇到各个组织所产生的散射和反射信号，在示波屏上以灰点形式表达。回波信号强，则光点亮，回波信号弱，则光点暗；弱回波信号无反射，则在扫描线相应部位表现

为暗区。

由于不同人体器官和组织结构对超声波的声阻抗差异较大。因此可根据对超声波的反射能力分为四型，即无回声无反射型、低回声少反射型、强回声多反射型和全反射型。无回声无反射区在图像显示器上表现为黑色的暗区；低回声少反射区当增益正常时，在超声诊断仪上显示为灰色，但提高增益时则显示为较密集的光点；强回声多反射区在超声图像上表现为白色；而全反射区多表现为杂乱无章的强回声显像，称为"混叠现象"。心脏超声中不同反射类型的组织如表 16-1 所示。

表 16-1 不同心脏结构的超声图像表现

反射类型	心脏组织结构	超声图像显示
无回声无反射	血液、积液、囊液	黑色
低回声少反射	心室壁与间隔的心肌组织	黑色（增益正常）/白色（提高增益）
强回声多反射	心内膜、瓣膜以及大血管壁	白色
全反射	心脏与肺之间的界面	杂乱无章的强回声显像

三、脉冲重复频率（PRF）决定了脉冲多普勒（PW）所能测量的最大速率

PRF 是指每秒发射特定频率超声群的次数，一般为数千赫兹。PRF 的 1/2 称为 Nyquist 频率极限。如果血流速度超过这一极限，则多普勒成像就会发生频率失真，即 PW 检测出的频率会出现大小和方向的伪差。

PRF 与取样深度成反比。因此在近场取样时，PRF 较高，有助于高速血流信号的测定。但同时也存在"距离不定"的缺点，

即远场较强的血流信号有可能重叠至近场血流导致多普勒频移增加。

四、脉冲重复周期（PRT）

帧频的概念、与 PRT 的关系

脉冲重复周期是指两个相邻脉冲之间的间隔时间，即一个脉冲开始到下一个脉冲开始的时间，是脉冲长度（pulse length）与空载时间（dead time）之和，通常为 0.1～1ms（图 16-1）。空载时间是两次发射脉冲波之间的间隔，在此时间内，探头不发射声波，主要是"收听"回声信号，这是一个探测深度的函数。为了显示更深部的结构，空载时间需要延长。

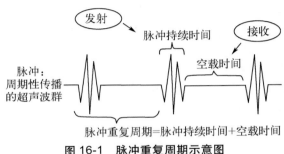

图 16-1 脉冲重复周期示意图

每秒对组织的扫描次数称为帧频。而每一次扫描都需要一定的时间，而该时间取决于深度。

PRT=1/PRF。PRT 越短，脉冲重复频率则越高。这也就解释了为什么组织位置越深，PRF 越小；位置越浅，PRF 越高。同理，组织位置越深，PRT 越大，帧频越低，图像运动分辨率越低。但需注意的是，帧频过高时，扫描线数量将减少，图像质量越差。为调和这二者矛盾，通常采用聚焦放大（Zoom）功能，可得到高质量和高动态分辨率的图像。

五、衰减

衰减的概念；衰减的三大原因；超声波衰减的机制；衰减系数。

当超声穿透组织时伴随着能量的损耗称之为衰减。声波产生衰减后超声信号强度减弱，使得成像模糊，即使高亮组织在远场表现为图像昏暗。

衰减与超声的吸收、散射和反射有关。其中吸收是超声衰减的主要原因，而吸收的程度取决于超声的频率和媒介本身以及探测的深度。超声在水、血液及肌肉中衰减度较低，而空气和骨中的衰减度较高。衰减与传播距离及频率成正比。也就是说，距离越远，频率越高，衰减越强。用公式表示为：

$$衰减（dB）=a \cdot freq \cdot x$$

其中 a 为衰减系数，freq 为超声的频率，x 是组织的厚度。

六、多普勒和彩色多普勒方法

多普勒频移（Fd）；混叠现象；PRF 与 Fd 的关系；最大检出可能速度；消除混叠的方法。

当声源与接收器间发生相对运动时，声源的发射与接收波频率间发生变化的现象称为多普勒效应（Doppler effect）。二者的差异即为多普勒频移（F_d）。声源与接收器相向运动时，接收频率增加，而相背运动时接收频率减小。

$$F_d = \frac{2f_0}{c} V \cos \theta \quad （图 16-2）$$

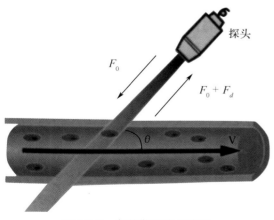

图 16-2　多普勒效应示意图

f_0 为声源发射频率，c 为超声的传播速率，v 为两者间的运动速度，为声束与血流方向之间的夹角。

一般而言，探头一旦选定，声源发射频率和传播速度也就不再改变，成为一个定值。F_d 与声源和接收器之间的运动速度以及声束和血流方向之间的夹角余弦函数成正比。即声束与血流方向平行时，F_d 最大；声束垂直于血流方向时，F_d 为 0，血流的运动不再能由多普勒系统评价。因此，在评价血流速度时，应尽量使声束与血流方向间的夹角在 30° 以内。

脉冲多普勒成像虽然允许操作者选择取样容积的位置以测定不同位置的血流速度，但由于该技术是重复采集回波信号，所以能够准确测量的最大频率和血流速度是有限的。其最大频率等于 PRF 的一半（Nyquist 极限）。

$F_d < 1/2$ PRF 时，频移的大小和方向均可准确测量；PRF > F_d > 1/2 PRF 时，频移则会表现为正负双向的单次混叠；当 F_d > PRF 时，频移表现为正负双向的多次混叠。当后两者情况出现时，依靠脉冲多普勒已不能准确测量出真实的多普勒频移。由于彩色多普勒血流图依赖脉冲多普勒测量，因此也存在混叠现象，即当血流速度超过 PRF 的 1/2 时，超过此阈值的血流频移表现为相反的颜色。

如想消除混叠现象，可最大化脉冲多普勒的测量速度。其方法包括：①选择切面使取样容积尽量靠近探头；②选择低频率探头；③适当调整频谱显示的基线。

降低彩色多普勒的混叠现象需要降低功率输出、调整多普勒声束使之与血流方向尽量平行。

七、多普勒滤波

多普勒滤波的机制；壁滤波器（wall filter）。

彩色多普勒血流成像（CDFI）过程是采用相控阵扫描探头进行扫查，多普勒信号接收后经自相关技术处理、滤波以及伪彩色编码后将二维彩色血流信息重叠显示于二维黑白回声结构图像的相应区域内。滤波的作用在于处理后的彩色血流信号经过 MTI 滤波器，以滤掉非血流运动产生的低频回声信号。

调整超声仪上的壁滤波器按键可选择滤过低频多普勒信号的阈值。增大滤波阈值可消除噪声，但同时也会滤掉低速血流信号；如果滤波器阈值调得过低，就会残留源自壁、瓣膜等伪像。

通过降低总体增益和经过低通滤波的方法，多普勒技术可用于测量和记录局部心肌组织的运动，该方法称之为组织多普勒。其优势在于可鉴别局部心肌组织运动障碍。

第二节 优化图像

★要点
- 亮度调节。
- 调整增益要考虑信号／噪音比。
- 对比调节。
- 操作台和旋钮、开关。
- 重点：如何设置增益。

一、亮度调节

1. 增益调节（Gain） 增益是指回声信号的放大程度。增大增益使整体图像更明亮，弥补由衰减导致的信号丢失，但同时噪声也更多。降低增益使整体图像变暗，信息可能呈现不足。因此调节增益时应考虑信号／噪声比，恰当的增益是能够清晰看到组织界面，而液体和血液显示为黑色暗区。

2. 时间增益补偿（TGC） 超声波在体内传播时会发生衰减，被反射的超声信号的振幅依赖于传播距离和组织回声，因此超声图像的特点为近场亮，远场暗。操作者可通过调节 TGC 优化特定深度反射回来的信号，使图像整体均匀一致。一般而言，TGC 可设置为近区低补偿，远区高补偿。

二、深度调节（Depth）

深度是指能显示的最大距离。深度减小图像变大，组织的动态分辨率更高，但会失去远场组织的显象。而深度超过要显示结构的范围时，图像会缩小，且脉冲重复频率和帧频均减低。

三、对比调节

压缩（compression）是指对接收到的振幅高低不同的信号进行压缩，使其控制在一个灰度范围内进行显示。增加压缩，则使灰度更浓，对比度变小；减少压缩，使黑白对比更强烈，但可能会失去低回声图像。多数仪器的预设置都将压缩和增益设置在中间范围。

四、操作台按键及开关

1. 图像冻结（freeze） 在同步模式下可定格／激活画面，用追踪球可回放。可用于存储和打印。

2. 轨迹球（trackball） 可用轨迹球查看回放冻结的图像，也可用以移动屏幕的鼠标。

3. 选择（select） 可在测量时选择光标的位置。

4. 确认（set） 确认相应的应用。

5. 脉冲重复频率／流速范围／标尺(PRF／velocity range/scale) 调节标尺可改变彩色、PW 和 CW 的敏感度。调低时增加敏感度，更好的显示低速血流，但过低的标尺可增加噪声，并引起混叠。调高标尺可降低敏感度，可更好的显示高速血流，过滤噪声。但过高的标尺可能造成血流不充盈甚至无血流，频谱变小。

6. 基线（baseline）　在显示屏向上或向下移动零点基线。调整 PW/CW 的基线可容纳更快或更慢的血流信号，避免混叠。

7. 测量（caliper）　可用于二维影像、M 型超声影像及频谱多普勒的线性测量。

8. 输入（enter）

9. 频率（freq）　一般而言频率因超声探头而定，但超声机仍可做部分调节。Res（高频率），可使图像的轴向分辨率增高，但组织穿透力降低；Pen（低频率），增加组织的穿透力；Gen，中间频率，穿透力和分辨率达到平衡。

10. 功率（power）　优化图像质量并允许用户减小光束强度。当功率降低时，信噪比将减小，因此可能减少图像噪音；功率提高可提高穿透深度。

11. 角度 / 角度校正（angle/angle correct）　计算血流速度时需要知道多普勒向量和血流之间的角度。可通过角度校正线来确定角度值。角度大小应在 ±60° 以内，否则会导致测量结果出现明显偏差。

第三节　伪　　像

一、常见伪像

伪像是超声显示中的一种常见现象。是由超声成像的本身物理特性所致。

（一）"多出来的"图像

1. 混响（reverberation）　超声波入射到两个强镜面反射体之间时，在界面与探头间多次反射产生的伪像称为混响。混响可表现为两种类型。一种为从反射体向远场延伸的多个层面的等距平行的线型图像，而另外一种则是镜面伪像。

2. 镜面伪像（mirror image）　传感器本身发生的强声学反射使组织结构显像的远场出现形态相似的镜面图像。镜面伪像是由于声束经过靠近传感器的被显象组织时再次被反射回来所导致的。

3. 多普勒的镜面伪像（彩色 / 脉冲）　产生原理与二维镜面伪像相似。其表现形式为在组织的上方 / 下方出现对称的彩色血流信号或在频谱的基线上 / 下方出现完全对称的频谱信号。

4. 内部多次混响 - 慧尾征　当超声波在界面内部来回反射，则可产生多次混响，表现为一系列平行强回声线延伸进入组织，称之为慧尾征。常见于三角形或锥形的反射源。

5. 折射声影（refractive shadow）　超声投射到圆形组织边缘且该组织有纤维包膜等致密结构时，由于折射的原因，使得圆形组织后方各出现一条细狭的声影，称之为折射声影。

（二）看不见的伪像

1. 声影（acoustic shadowing）　由于具有强反射或声波衰减明显的组织结构存在，使得超声能量急剧减弱，导致图像中组织后方出现声学阴影。该伪像常见于钙化组织和人工瓣膜。

2. 彩色多普勒声影　当遇到强反射团块时，彩色多普勒也会出现组织后方彩色血流图像缺失。

（三）其他伪像

1. 旁瓣伪像　在图像形成过程中，软件设计的基础是超声波束是在传感器的中心产生和传播的。但事实是超声波信号是以主瓣为中心的多个瓣辐射出去的。多个辐射瓣称之为旁瓣，由旁瓣回声产生的图像降低了组织结构的精确性。而这些图像称为旁瓣伪像。

2. 部分容积效应 / 声束宽度伪像　目前大部分超声仪仅能在有限距离内聚焦，超过聚焦区的超声束是分散的。声束宽度越大，侧向分辨率越差。若探测的结构小于声束宽度，则超声波可能探测到周围正常组织，使正常组织回声与探测结构的回声发生重叠，称之为"声束宽度伪像"。如在升主动脉内的人工瓣膜影则是典型的伪像。

3. 如何判断镜面伪像和镜面现象　判断是否为镜面伪像，首先确定是否存在强反射界面（如膈 - 肺界面，心包 - 肺界面），调整探头与界面之间的夹角，镜面伪像可消失。

（四）不要错判为异常的结构

正常心腔内除了瓣膜、间隔之外，也可能存在很像异常结构的正常结构。为了显示心脏后面的异常回声，应该尽量加大扫描深度。

1. 左心系

（1）华法林嵴（Coumadin 嵴）：左心耳与左上肺静脉之间的肌性嵴，超声表现为"Q"尾征。常与左房血栓混淆。

（2）梳状肌：左心耳的梳状肌在靠近心房前庭交界处呈带状或扇状棕榈叶样分布，粗大的肌束可能会被误认为血栓或心房内肿物。

（3）Arantius 结节：主动脉瓣小叶的增厚部分，多见于高龄者。多位于主动脉瓣的结合部，随年龄增长而长大。由于钙盐沉积，超声图像上呈高回声信号。这并非异常结构，但可能是导致进行性反流和狭窄的原因。

（4）Lambl 赘生物：是生长在瓣膜关闭线上的细小纤维性丝带，多位于主动脉侧。从主动脉瓣呈线性突出，超过 5mm 长。正常人群中也可发现。易与血栓、瓣膜赘生物甚至肿瘤相混淆，需要仔细询问患者病史加以鉴别。

（5）左室假腱索：一般情况下，左室

假腱索不产生临床症状，故被认为是正常的变异。可起源于左心室任何一侧壁，分为纵型、横型和斜型。多见于前壁和乳头肌，终止于室间隔。超声心动图检查时通常需要非标准切面成像，表现为左心腔内细条状中强度回声。靠近心尖部的假腱索易与血栓混淆，近室间隔者可能误诊为左心室肥大或者肥厚型心肌病。假腱索两侧均存在无回声区以及在舒张期拉伸收缩期松弛是与其他结构相鉴别的特点。

（6）左心耳折叠：通常由"手术造成"。

2. 右心系

（1）界嵴：上腔静脉和右房的分界岭。界嵴是右心耳与上腔静脉之间的肌纤维束，是右心房内的隆起。界嵴如果比较大的话，有可能会被误诊为右房血栓或肿瘤。最易观察这个结构的切面是食管中段双房上下腔静脉切面。

（2）欧式瓣：是胎儿期下腔静脉瓣在出生后的残余结构，起源于下腔静脉和右房的结合部。超声图像显示为向右房内延伸的，可活动的线样回声。常被误认为右房内血栓。

（3）冠状静脉窦瓣（Thebesian 瓣）：在冠状静脉窦收缩时可有效的阻止血流从右房返回冠状静脉窦。其超声表现为冠状静脉窦出口附近的丝状结构。大部分人Thebesian 瓣较小，但少数人该瓣膜较大，甚至覆盖整个冠状静脉窦口。

（4）希阿里网（Chiari 网）：是静脉窦瓣吸收不全的残存结构。正常情况下，静脉窦瓣右瓣发育成欧氏瓣和冠状静脉窦瓣，而左瓣则成为封闭卵圆窝的组织结构的一部分，构成房间隔的后部。若此结构吸收不完全时，则退化形成巨大网孔，称为希阿里网。超声表现为右房内 2 ~ 3 束明亮、纤细、三尖瓣运动方向上下飘动的条索状高回声，粗细不等。需与三尖瓣腱索断裂、三尖瓣瓣膜赘生物、右房异物、条索状血栓等进行鉴别。

（5）调节束：有时右室内会清晰的显示较粗的肌束，连接右室游离壁和室间隔。最容易在食管中段四腔心切面观察到此结构，称之为右室调节束。易被误认为心脏内肿块。

3. 其他部位

（1）Marshall 韧带：该结构起源于冠状静脉窦近端，斜形插入左心耳上方与左上肺静脉间，是左上腔静脉的遗迹。

（2）心包横窦：是心包的反折部分，位于升主动脉、肺动脉干与上腔静脉、左心房之间，左右互通。可能被误认为囊肿或脓肿腔。其间没有血液，但含纤维、脂肪组织，甚至部分液体。

（3）左侧胸腔积液：易被误认为主动脉夹层。在降主动脉长轴切面，胸腔积液与主动脉平行，并且表现为主动脉夹层一样的假腔和真腔，但可在短轴切面进行鉴别。

（4）房间隔的脂肪浸润：房间隔卵圆窝上下侧的脂肪瘤样肥厚可被误认为左房黏液瘤。在食道中段四腔心或两腔心切面呈"哑铃"形。

（5）房间隔膨胀瘤：房间隔先天性发育薄弱，表现为房间隔呈瘤样突向一侧心房。超声图像显示为房间隔局限性瘤样凸入一侧心房或在两心房内摆动。

（张　帆　曾　俊　王　锷）

主要参考文献

1. 李治安主译 . 经食管超声心动图实用技术 . 天津：天津科技翻译出版公司 , 2011.
2. 张佩文主译 . 心脏超声入门 . 北京：人民军医出版社 , 2014.
3. Bertrand PB, Levine RA, Isselbacher EM, et al. Fact or artifact in two dimensional echocardiography:avoiding misdiagnosis and missed diagnosis. J Am Soc Echocardiogr, 2016, 29:381-391.
4. Ehler D, Carney DK, Dempsey AL, et al. Guidelines for cardiac sonographer education: recommendations of the American Society of Echocardiography Sonographer Training and Education Committee. J Am Soc Echocardiog, 2001, 14:77-84.
5. Appelbe AF, Walker PG, Yeoh JK, et al. Clinical significance and origin of artifacts in transesophageal echocardiography of the thoracic aorta. J Am Coll Cardiol, 1993, 21:754-760.
6. 袁丽君主译 . 心脏超声精细讲解 - 切面解剖、扫查方法与疾病解读 (中文翻译修订版). 北京：科学出版社 , 2020.

第17章 难点解析

第一节 近端等速表面积法

一、解释 PISA : 定义及图像

血流邻近狭窄 / 反流瓣口时其流速增加，到瓣口附近达最大血流速度，形成近似同心等速的半球面，这就是近端等速度面积（PISA）。通过彩色多普勒可观察到当血流速度达到 Nyquist 极限时，血流颜色发生翻转（红 - 蓝），根据此时的速度以及球体半径可算出此半径上的血流量。

二、PISA 的局限性

该方法假设反流口为圆形且近端血流汇聚区为半球形，但在临床实际操作通常不满足该假说。因此需要对瓣口或血流汇聚角度进行校正。该方法不适用于多处反流，且汇聚区半径测量误差会被平方放大。

三、使用 PISA 方法测量

1. 定量二尖瓣反流（MR） 见图 8-1。
$$ERO = 2 \pi r^2 \times V_{nl}/V_{max}$$
ERO：有效反流口面积，r PISA：半球体半径，V_{nl}：Nyquist 极限值，V_{max}：二尖瓣收缩期跨瓣最大反流速度。

假设左房左室压差为 100mmHg，即二尖瓣反流峰值流速为 5m/s 时，可用简化公式。
$$ERO = r^2/2$$

2. 偏心性 MR 对于偏心性反流应该进行角度矫正。

3. 二尖瓣狭窄（MS） 二尖瓣狭窄时，汇聚区形成的原理与反流时一致。但瓣口面积的评估需要对二尖瓣口用二尖瓣瓣叶展开时形成漏斗形的内角度 α 进行校正（$\alpha/180$）。

第二节 组织多普勒

一、组织多普勒原理

1. 概述 组织多普勒成像（tissue doppler imaging，TDI）的原理与频谱多普勒相似，可显示局部心肌的运动速度和方向。

TDI 可在心肌的两个相邻点之间进行精细的分析，以测量应变（组织随时间的变形）和应变率（变形率），从而评估左心室和右心室不同区域的收缩和舒张功能。也可以评估心室收缩的同步性。其中最常见的应用是测量二尖瓣环的运动速度，以评估左心室收缩功能。

2. 两种信号 血流与心室壁运动的区别在于反射回来的多普勒信号强度与速度不同。心室壁运动产生的多普勒信号速度低、振幅高，而血流的多普勒信号速度快、振幅低。

3. 使用滤波 TDI 通过低通滤波，去除高速的血流运动信号，显示低速运动的心室壁组织信息。而频谱多普勒采用高通滤波，

滤掉低速的心肌、瓣膜及血管壁运动信号。

二、组织多普勒的类型

分为脉冲多普勒组织速度成像和彩色多普勒组织速度成像。

1. 脉冲多普勒组织速度成像　与脉冲多普勒成像相似，将取样容积放置在心内结构的特定部位，在时间轴上实时表示该部位的速度变化。

2. 彩色多普勒组织速度成像　与彩色多普勒成像一样，组织运动速度按其速度快慢被编码成不同颜色，与二维灰阶图像重叠，即形成彩色多普勒组织速度成像。朝向探头的以明黄色为高速，暗红色为低速；而背向探头的速度以明清色为高速，深蓝色为低速。

三、组织多普勒的临床应用

1. 评价左室局部和整体收缩功能

(1) 通过食管中段四腔心切面的左室侧壁二尖瓣瓣环组织运动速度进行评估。

(2) 选择心肌组织的两点，测定其运动速度及两点间的距离，计算心肌组织的应变率。应变率代表测定部位心肌组织的收缩能力，但只有在收缩和增厚的主向量与超声束方向一致时，该方法才是准确的。

2. 评价左室舒张功能，区分缩窄性和限制性心肌病　采用组织多普勒 TDI，将取样点放在二尖瓣环侧壁及间隔壁，记录心肌运动的脉冲多普勒信号。测定舒张早期（E′）及晚期（A′）的心肌运动速度以及二尖瓣前向血流速度（E，A），计算 E/E′ 比值，若比值 > 14，应考虑舒张功能障碍。而 E′ 小于 6.0cm/s 时考虑限制型心肌病；E′ 速度不变或大于 10cm/s 时考虑为缩窄性心包炎。

3. 评价右室舒张功能　于心尖四腔心切面右室侧壁三尖瓣前叶及间隔壁隔叶瓣环附着处测量心肌组织舒张早期峰值速度 Em 及舒张晚期峰值速度 Am，计算 Em/Am 比值。

4. 评价左室不同步　TDI 可评估左室不同步的严重程度，且彩色组织多普勒成像可评估左心室局部机械延迟的程度。其方法为测定室间隔和左室游离壁射血间期内组织运动达峰时间的差异。

第三节　谐　　波

一、谐波的定义

传统的超声成像是发射与接收频率相同的回波信号成像，称为基波成像。但事实上超声波在传播过程中，与组织间发生非线性的相互作用，从而产生新频率的声波，该频率是发射频率的整数倍，称之为谐波频率，该声波称为谐波。

二、谐波成像

众多谐波中二次谐波（回波频率为基波频率的 2 倍）的信号最强。利用二次谐波成像的方法称为谐波成像。根据是否利用超声造影剂又分为无造影剂的组织谐波成像以及用造影剂的对比谐波成像。

三、谐波成像的特点

1. 谐波的频率随距离的增加而增强，因此近场伪像消失，远场图像清晰。

2. 弱的基波频率不产生谐波。从而消除了旁瓣伪像，改善聚焦效果。

四、对比谐波成像技术的应用

对比谐波成像技术所采用的为二次 / 次谐波成像，即在血管内当注入超声造影剂后，超声波投射到含微气泡的液体上时可产生二次谐波及次谐波（回波频率为基波频率的 1/2），超声仪器可通过处理、滤波等技术利用谐波成像。该技术可明显提高图像的清晰度和对比度，提高信噪比。

五、组织谐波成像的应用

由于谐波具有上述特点，因此对于成像困难的患者采用组织谐波成像可改善图像质量，减少伪像。但由于谐波的产生明显弱于基波，因此非常依赖于超声仪器的灵敏度以及先进的滤波器等技术性能。

第四节 舒张功能

左室舒张功能是左房向左室充盈血液的能力。与左室的主动松弛性、左室顺应性和良好的弹性势能相关。所有获得性器质性心脏病均伴有舒张功能障碍，最常见的是原发性心肌病、继发性左室肥厚、冠状动脉疾病以及限制性疾病。舒张功能降低的表现不一，严重的舒张功能障碍会导致预后不良。超声心动图技术可对左室舒张功能进行评价。最常用的是二尖瓣前向血流及肺静脉频谱、跨二尖瓣血流传播速度斜率以及二尖瓣环多普勒组织成像技术。

一、跨二尖瓣血流传播速度（flow propagation velocity，FPV）

左室舒张开始于主动脉瓣关闭时，即等容舒张期。当左室压力下降低于左房压时，二尖瓣开放，血流从左房进入左室。由心室快速松弛推动的左室血流传播速度可用彩色多普勒 M 型超声心动图进行评估。这一技术沿 M 型扫描线对多普勒速度进行彩色编码，描绘从二尖瓣口到左室心尖的前向传播波的斜率（Vp）。正常情况下，彩色血流可传播至左室 2/3 的深度。舒张功能不全时，早期充盈速度减低，彩色血流斜率（Vp）减小，且传播不超过左室中部。一般而言，Vp 小于 0.45 提示左室舒张功能不全。

二、二尖瓣前向血流

正常情况下，舒张早期跨二尖瓣前向血流频谱（E 波）速度和血量均应大于心房收缩期的血流频谱（A 波）。随着舒张功能的降低，E/A 的比值也从 ≥ 0.8 发生相应改变（表 17-1）。舒张功能降低根据严重程度逐级分为松弛异常、左室充盈假性正常化以及限制性充盈异常。松弛异常时，E/A 比值减小；限制性充盈异常时，E/A 显著增大（＞ 2.5）；而左室充盈假性正常化阶段单凭二尖瓣前向血流频谱是无法与舒张功能正常患者区分开来。二尖瓣前向血流频谱虽然较易采集，但受心率/律影响过大，心率过快以及房颤患者均只有 E 波，不能用该方法评估舒张功能。

三、肺静脉血流频谱

正常肺静脉血流频谱分为舒张波（D 波）、收缩波（S 波）和心房逆向波（A 波）。舒张功能正常时，S/D ≥ 1，；随着舒张功能的降低，S 波逐渐降低，D 波逐级升高（表 17-1）。

表 17-1 左室舒张功能障碍超声表现

	正常	松弛异常	左室充盈假性正常化	限制性充盈异常
E/A	≥ 0.8	≤ 0.8	0.8 ～ 2	＞ 2
S/D	≥ 1	≥ 1	＜ 1	＜ 1
E/E'	＜ 8	≤ 8	9 ～ 13	＞ 14
LA (ml/m²)	＜ 23±6	25±8	31±8	48±12

肺静脉血流的评价应与二尖瓣前向血流频谱相结合共同评估左室舒张功能，有助于鉴别二尖瓣血流频谱假性正常阶段。

四、二尖瓣环组织多普勒

二尖瓣环舒张期运动异常与心肌松弛性降低及左室充盈受限相关。组织多普勒不受房颤心律以及心率过快影响。组织多普勒的 E′ 与二尖瓣前向血流频谱的 E 波对应。E/E′ < 8 时，舒张功能正常；> 14 时提示舒张功能障碍；介于两者之间时，应结合其他评价指标共同评估。

五、其他方法

超声心动图中的其他指标也可用于评估左室舒张功能，如左房容积、二尖瓣前向血流频谱中 E 峰的减速时间（DT）、等容舒张期时间（IVRT）、三尖瓣反流频谱峰值流速等。其中左房容积是间接评估慢性左室舒张功能障碍的一个指标，反映的是升高的左室充盈压随着时间变化产生的累积效应。

六、总结舒张功能评价

超声心动图已成为舒张功能不全患者的首选诊断方式。美国超声心动图学会发布了结合使用二维超声心动图、脉冲多普勒、M 型彩色多普勒和组织多普勒来评估和对左心室舒张功能分级的建议。但对于临床诊断而言，除了超声心动图结果，还应结合临床资料、实验室指标进行综合判断。

（张　帆　曾　俊　王　锷）

主要参考文献

1. Hahn RT, Abraham T, Adams MS, et al. Guidelines for performing a comprehensive transesophageal echocardiographic examination:recommendations from the American Society of Echocardiography and the Society of Cardiovascular Anesthesiologists. J Am Soc Echocardiogr, 2013, 9:921-964.

2. 中华医学会超声医学分会 . 超声心动图评估心脏收缩和舒张功能临床应用指南 . 中华超声影像学杂志 , 2020, 29:461-477.

3. Nagueh SF, Smiseth OA, Appleton CP, et al. Recommendations for the Evaluation of Left Ventricular Diastolic Function by Echocardiography: An Update from the American Society of Echocardiography and the European Association of Cardiovascular Imaging. J Am Soc Echocardiogr, 2016, 29:277-314.

4. Takasaki K, Otsuji Y, Yoshifuku S, et al. Noninvasive estimation of impaired hemodynamics for patients with acute myocardial infarction by Tei index. J Am Soc Echocardiogr, 2004, 17:615-621.

5. 胡小涛 , 陈苏宁 , 陈建忠 , 等 . 超声组织谐波成像对浅表脏器疾病的诊断价值 . 同济大学学报（医学版）, 2009, 30:114-116.

6. Porter TR, Abdelmoneim S, Belcik JT, et al. Guidelines for the cardiac sonographer in the performance of contrast echocardiography:A focused update from the American Society of Echocardiography. Journal of the American Society of Echocardiography:official publication of the American Society of Echocardiography, 2014, 27:797-810.